Ich werde Mama!

♡ ♡

MEIN NAME:

_____

MEINE ADRESSE:

_____

TELEFON-/HANDYNUMMER:

_____

E-MAIL-ADRESSE:

_____

Impressum

Bibliografische Information der Deutschen Bibliothek.
Die Deutsche Bibliothek verzeichnet diese Publikation in der Deutschen Nationalbibliografie.
Detaillierte bibliografische Daten sind im Internet über http://www.dnb.de/ abrufbar.

EIN BUCH DER EDITION MICHAEL FISCHER

1. Auflage 2019

© 2019 Edition Michael Fischer GmbH, Donnersbergstr. 7, 86859 Igling

Covergestaltung: Bernadett Linseisen
Redaktion und Lektorat: Anja Sommerfeld
Layout: Bernadett Linseisen und Yvonne Witzan
Satz: Yvonne Witzan
Bilder: Shutterstock: © Cath Vectorielle (S. 28 Sesam), © Everilda (S. 28 Linse), © Anastasia Petrova (S. 28 Blaubeere), © lukpedclub (S. 28 Bohne), © EkaterinaP (S. 28 Traube), © jujuk suwandono (S. 29 Erdbeere), © OLEG525 (S. 29 Aprikose), © BudOlga (S. 29 Limette), © yusufdemirci (S. 29 Apfel), © Sudowoodo (S. 29 Birne), © Sergejs Makarovs (S. 30 Orange), © Aleksangel (S. 30 Granatapfel), © Kalinin Ilya (S. 30 Sellerie), © mything (S. 31 Rotkohl), © tawatchai.m (S. 31 Weißkohl), © Andrii Bezvershenko (S. 30 Aubergine, 31 Wassermelone), © Inspiring (S. 54/55, 134), © logika600 (S. 89), © Tatiana Shepeleva (S. 133), © Sharpei S (S. 144), © solar22 (S. 156/157)

ISBN 978-3-96093-530-8

Gedruckt bei Polygraf Print, Čapajevova 44, 08001 Prešov, Slowakei

www.emf-verlag.de

Mein Baby-Countdown

SO VIELE WOCHEN MÜSSEN WIR NOCH AUF DICH WARTEN!

40	39	38	37	36	35
34	33	32	31	30	29
28	27	26	25	24	23
22	21	20	19	18	17
16	15	14	13	12	11
10	9	8	7	6	5
4	3	2	1		

Woche für Woche – einfach
abstreichen oder ausmalen!

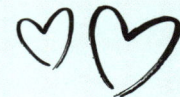

Kerstin Lüking

Ich werde Mama!

DER PERFEKTE SCHWANGERSCHAFTS-BEGLEITER

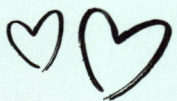

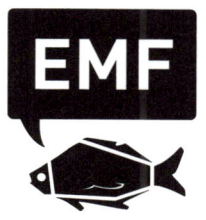

EMF

**EIN BUCH DER
EDITION MICHAEL FISCHER**

Inhalt

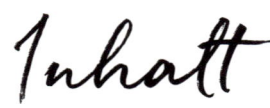

Vorwort

LIEBE WERDENDE ELTERN,

die Entstehung dieses Buches war über Wochen hinweg wie das Wachstum eines Embryos zum geburtsreifen Baby. Mit einem riesigen „Wumms" lag es dann plötzlich vor mir: 160 Seiten schwer, 18,6 cm lang. Mein achtes Kind! Ich freue mich sehr, es Ihnen endlich zeigen zu können. Es hat mir viel Spaß bereitet, mein Wissen für Sie aufzuschreiben. Gespickt mit vielen Informationen, praktischen Tipps und leicht verständlich erklärt. So hoffe ich, dass ich Sie gut auf die kommende Zeit von Schwangerschaft, Geburt und Wochenbett vorbereiten kann – ohne Anspruch auf Vollständigkeit, denn zu erzählen gibt es natürlich immer noch viel mehr.

Einige Kapitel habe ich bewusst kurz gehalten, da Sie in Patientenbroschüren und im Netz sowieso mit Informationen „zugeschüttet" werden. Mir ging es um Inhalte, die es nicht unbedingt überall zu lesen gibt. Also ein Buch mit Überraschungen und Geheimnissen! Geholfen haben mir dabei meine letzten 20 Jahre Berufserfahrung mit über 3000 betreuten Familien, wie auch meine eigenen sieben Schwangerschaften. Jede davon war anders, jede Geburt besonders und jedes Kind einzigartig.

Ich war immer sehr gerne schwanger und habe es als unglaubliches Glück empfunden, diese kleinen fertigen „Menschlein" nach viel Mühe auf meinem Bauch liegen zu haben. Eltern werden und Eltern sein ist oft anstrengend, manchmal nervenzerreißend und sorgenvoll, aber es gibt meiner Meinung nach nichts Schöneres und Sinnvolleres. Wir müssen als Eltern nicht perfekt sein, machen vieles instinktiv richtig und wachsen in unsere Rolle hinein. Jeden Tag ein Stück mehr, bis wir unsere „zarten Pflänzchen", die wir gehegt und gepflegt haben, in den „Garten des Lebens" setzen werden. Wir als Eltern werden bis dahin unser Bestes gegeben haben!

Ich wünsche Ihnen viel Freude beim Lesen und das Allerbeste für eine einzigartige Zeit in Ihrem Leben.

Kerstin Lüking

Zwei rote Streifen

ICH WERDE MAMA!

Um ehrlich zu sein, ich wusste eigentlich schon immer vor dem positiven Schwangerschaftstest, dass ich schwanger bin. Ich hatte es nicht nur „im Urin", sondern auch im Gefühl, was durch zwei rot leuchtende Streifen nur bestätigt wurde. Ich glaube, das geht vielen Frauen so. Wenn die Periode ausbleibt, die Brüste anfangen zu spannen und man in der U-Bahn plötzlich keine Curry-Wurst-Gerüche mehr vom Sitznachbarn riechen kann, ist das ja schon fast die Diagnose.

Sie werden Mama! In diesem Moment geht einem wahnsinnig viel durch den Kopf. Ich habe immer erst überlegt, wie ich das nett für meinen Mann „verpacken" kann. Bei Kind Nummer eins schenkte ich ihm ein Namenslexikon. Dazu eine Karte, auf der stand: „Ich hoffe, wir werden eine schöne Auswahl treffen!" Die Leitung zum Gehirn meines Mannes war in diesem Moment etwas lang und es dauerte ein wenig, bis er verstand: „Nein, du bist schwanger? Ich glaub's ja nicht, ich werde Vater!". Vierzig Wochen lang hatte ich einen aufgedrehten „Quirl" neben mir, noch aufgeregter als ich. Bei Kind Nummer sieben hatte ich den positiven Test in einer Pappschachtel in der Reisetasche meines Mannes versteckt. Ich wusste, er würde sie spätestens im Flugzeug entdecken. Der Anruf kam direkt nach der Landung in Shanghai: „Unglaublich, ich werde schon wieder Vater! Ich liebe dich!" Allein für diese unvergleichlichen Momente hätte ich noch 10 weitere Kinder bekommen können.

Natürlich macht man sich auch andere Gedanken. „Geht alles gut? Hat der Alkohol auf der Geburtstagsparty letzte Woche vielleicht schon etwas angerichtet? Letzten Monat habe ich wegen meiner Migräne so viele Kopfschmerztabletten genommen." Bleiben Sie ruhig! In den ersten zwei Wochen nach der Befruchtung steht fest, ob Zellen geschädigt wurden oder nicht. Damit entscheidet sich auch oft, ob die Schwangerschaft bleibt oder geht. Alles oder nichts! Das Prinzip kennen Sie sicher.

Nach den ersten zwölf Wochen ist es dann aber oft ganz klar! Sie können in die Planung gehen und allen kundtun, dass Sie Nachwuchs erwarten.

Meine ersten Gedanken

Der erste Arzttermin

GEWISSHEIT UND GANZ VIELE INFOS

Bevor Sie sich mit Ihrer Hebamme oder Ärztin treffen, sollten Sie sich ruhig ein wenig auf den Termin vorbereiten und Ihre Fragen aufschreiben. Und natürlich können Sie Ihren Partner und Geschwisterkinder mitnehmen, denn eine Schwangerschaft betrifft ja nicht nur Sie alleine, sondern darf gerne zum „Familienprojekt" werden.

HINWEIS

Sind Sie ganz am Anfang Ihrer Schwangerschaft oder planen eine, sollten Sie mit Ihrer Gynäkologin oder Hebamme die Einnahme von Folsäure besprechen. Diese gehört zu den B-Vitaminen, die vom Körper nicht selbst gebildet werden können. Ein Mangel kann beim Ungeborenen zu Störungen im Zentralnervensystem, einem offenen Rücken oder Spaltbildungen führen. Pro Tag können Sie von einem Mehrbedarf von etwa 800 Mikrogramm ausgehen. Leider kann man diesen durch die Nahrung nicht ausreichend decken, da das Vitamin z. B. beim Kochen nicht erhalten bleibt. Nach der 12. Schwangerschaftswoche ist die Organbildung abgeschlossen, sodass man auf eine weitere Einnahme verzichten kann.

MUTTERPASS UND VORSORGEUNTERSUCHUNGEN

Die Aushändigung des Mutterpasses war für mich immer wie die Übergabe einer Ehrenurkunde im Sportunterricht. Jetzt war meine Schwangerschaft also „amtlich". Stolz wie Bolle und voller Vorfreude verließ ich stets die Praxis. Natürlich hatte auch ich vor jeder Untersuchung Bammel, etwas könnte nicht in Ordnung sein. Diese Gefühle und Bedenken sind normal und begleiten fast jede werdende Mutter. Egal, ob Fachfrau oder nicht!

So ein „Pass" ist eine sinnvolle Erfindung und sollte Ihr stetiger Begleiter sein. So hat man jederzeit Zugriff auf alle wichtigen Informationen zu Ihrem Gesundheitszustand. Vor allem dann, wenn es Ihnen mal nicht so gut gehen sollte. Eine Erklärung zu den vielen Kürzeln im Mutterpass finden Sie auf Seite 22/23.

Ich merke immer wieder, dass viele Frauen eigentlich gar nicht so recht wissen, was im Mutterpass aufgeschrieben wird und welchen Sinn die Untersuchungen haben. Ich will für Sie dazu mal ein wenig Licht ins Dunkel bringen:

Bis zur 30. Schwangerschaftswoche werden Vorsorgeuntersuchungen im 4-Wochen-, danach im 2-Wochen-Turnus durchgeführt. Diese können durch Ihre Gynäkologin oder Hebamme erfolgen. Was wann untersucht wird und die Anzahl der Untersuchungen ist übrigens durch die Mutterschaftsrichtlinien vorgegeben.

Wenn Sie das erste Mal nach einem positiven Schwangerschaftstest die Praxis Ihrer Gynäkologin betreten, wird Ihnen eine ganze Menge Blut abgenommen werden. Unter anderem wird daraus Ihre **Blutgruppe** (A, B, 0) und der **Rhesus-Faktor** aus dem Rhesus-Blutgruppensystem bestimmt. In diesem System gibt es fünf Antigene, wobei man sich auf den Rhesus-Faktor D konzentriert. Trägt man diesen Faktor auf seinen roten Blutkörperchen (Erythrozyten), ist man Rhesus-positiv. Fehlt dieser Faktor, ist man Rhesus-negativ. Sie müssen sich vorstellen, dass während der Geburt immer rote Blutkörperchen des Babys in den Blutkreislauf der Mutter geraten. Gelangen diese von einem Rhesus-positiven Kind zu einer Rhesus-negativen Mutter, bildet diese Antikörper gegen diesen Rhesusfaktor. Kommt es zu einer erneuten Schwangerschaft, gelangen die gebildeten Antikörper der Mutter in den Blutkreislauf des Kindes und zerstören dort die roten Blutkörperchen, sofern das zweite Kind Rhesus-positiv ist. Gehören Sie also zu den ca. 15 % der Rhesus-negativen Mütter, werden Sie in der Schwangerschaft und gleich nach der Geburt ein Anti-D-Immunglobulin gespritzt bekommen, damit keine Antikörperbildung stattfindet. Um auf Nummer sicher zu gehen, wird das Blut noch zweimal in der Schwangerschaft auf Antikörper überprüft. Dies geschieht bei allen Schwangeren.

Weitere Blutuntersuchungen

Ihr Blut wird auch auf Erreger der Geschlechtskrankheit Syphilis (LSR – Lues-Suchreaktion), auf HIV und Hepatitis B (HBsAG) untersucht. Der **Hepatitis-B-Virus** ist ein Erreger, der weltweit sehr stark verbreitet ist und zu einer massiven Leberschädigung führen kann. Die Infektion findet über den Blutweg oder sexuelle Kontakte statt. Bei einer HBsAG-positiven Mutter kann sich das Ungeborene über die Plazenta oder während der Geburt anstecken. Um das Risiko einer Erkrankung zu minimieren, werden diese Babys nach der Geburt aktiv und passiv geimpft.

Des Weiteren werden Sie auch auf eine Rötelnimmunität untersucht. Beträgt der Titer 1:32, kann man von einem Schutz gegen den Virus ausgehen. **Röteln** sind Viren, die eine lebenslange Immunität hinterlassen, wenn man mit ihnen Kontakt hatte. Sie zählen daher zu den Kinderkrankheiten. Fehlt eine Immunität, muss man nach dem Kontakt mit einer an Röteln erkrankten Person möglichst zügig ein Röteln-Immunglobulin verabreicht bekommen. Die Wahrscheinlichkeit einer Schädigung des Kindes ist in der Frühschwangerschaft am größten. Sollten Sie viel Kontakt mit Kindern haben, weil Sie z. B. als Lehrerin oder Erzieherin arbeiten, würde Ihnen bei einer fehlenden Immunität ein Beschäftigungsverbot ausgesprochen werden.

Gleich zu Beginn Ihrer Schwangerschaft wird auch ein Abstrich auf **Chlamydien** erfolgen. Es handelt sich dabei um ein Bakterium, das beim Geschlechtsverkehr übertragen wird und in Folge einen vorzeitigen Blasensprung oder Wehen auslösen kann. Eine Erkrankung verläuft in 80 % der Fälle symptomlos, kann sich aber auch durch verfärbten Ausfluss und Schmerzen beim Urinlassen bemerkbar machen. Da es sich bei Chlamydien um Bakterien handelt, werden diese mit einem Antibiotikum behandelt. In diesem Fall gilt: Je früher erkannt, umso besser! Folgen für das Baby wird es dann in der Regel nicht geben.

Ihnen wird sehr wahrscheinlich auch eine Blutuntersuchung auf **Toxoplasmose** angeboten. Infiziert man sich in der Schwangerschaft mit Toxoplasmose-Erregern, z. B. durch rohes Fleisch, kann das beim Ungeborenen u. a. zu Störungen im zentralen Nervensystem führen. Die Schwere der Infektion ist zwischen der 10. und 20. Schwangerschaftswoche am größten, nimmt aber mit zunehmendem Schwangerschaftsalter ab. Wird eine frische Toxoplasmose-Infektion nachgewiesen, wird diese medikamentös behandelt.

Die Untersuchung auf Toxoplasmose-Erreger ist eine **IGel-Leistung**, eine „Individuelle Gesundheitsleistung". Das heißt, sie wird nicht von Ihrer Krankenkasse bezahlt, weil man dieser Untersuchung nicht nachweisen konnte, dass sie „zweckmäßig und wirtschaftlich" ist, wie es die Gesetzgebung fordert. Insgesamt gibt es ungefähr 200 zusätzliche Untersuchungen (z. B. auf Ringelröteln oder Herpes) auf Selbstzahlerbasis, die man in der Schwangerschaft durchführen lassen kann. Garantiert sind nicht alle davon nötig und sinnvoll.

Lassen Sie sich von Ihrer Gynäkologin dazu beraten und erklären, welche dieser Untersuchungen für Sie als notwendig befunden werden und welche Vorteile für Sie daraus resultieren.

Das trifft auch auf die Möglichkeiten der **Pränataldiagnostik** zu. Die **Nackenfalten- messung**, die um die 14. Schwangerschaftswoche angeboten wird, und das **Erst- trimester-Screening** gehören ebenfalls zu den IGel-Leistungen. Durch **Ultraschall- messungen** und **Blutwertbestimmungen** können Risiken für Erkrankungen, wie Trisomien, berechnet werden.

Überlegen Sie sich mit Ihrem Partner im Vorfeld, wie Sie damit umgehen werden, wenn als Ergebnis der Pränataldiagnostik Werte herauskommen, die nicht im Norm- bereich liegen. Wahrscheinlichkeiten und Statistiken sind Fluch und Segen zugleich und bringen so manche Eltern in einen Gewissenskonflikt. Es ist in diesem Fall sicher hilfreich für Sie, noch eine Zweit- oder Drittmeinung (z. B. durch einen Pränatal- mediziner, Humangenetiker oder Schwangerschaftsberatungsstellen) einzuholen, bevor Sie eine Entscheidung für sich treffen.

In der 36. Schwangerschaftswoche wird ein Abstrich auf **B-Streptokokken** ange- boten. Bei einem positiven Abstrich ist Ihr Baby so lange geschützt, wie es in der geschlossenen Fruchtblase liegt. Eine Infektion mit den Bakterien erfolgt, wenn überhaupt, während der Geburt und könnte eine Neugeboreneninfektion auslösen. Damit man das Risiko minimiert, bekommen die Frauen während der Geburt ein Antibiotikum intravenös verabreicht.

Im oberen Abschnitt über die Blutgruppen habe ich schon einmal die roten Blut- körperchen (Erythrozyten) erwähnt. Ihre Aufgabe ist der Sauerstofftransport zu den Organen und ins Gewebe sowie der Abtransport von Kohlendioxyd in die Lunge. Die Transportkapazität eines roten Blutkörperchens wird durch den Hämoglobin- wert (Hb) angegeben. Stellen Sie sich einfach ein rotes Blutkörperchen mit einem Rucksack vor! Ist der Rucksack groß, wird das rote Blutkörperchen viel Sauerstoff dabeihaben und Ihre Organe gut versorgen. Ist der Rucksack klein, wird die Sauer- stoffversorgung eher schlechter sein.

Deswegen bestimmt man auch in der Schwangerschaft Ihren Hb-Wert. Meistens durch einen kleinen Pikser, der an Ihrem Finger gemacht wird. Liegt der Wert über 11 g/dl ist alles im „grünen Bereich". Liegt er darunter, erfahren Sie in den kommenden Kapiteln noch, was Sie zum Beispiel über die Ernährung Gutes für Ihren Blutwert tun können.

HINWEIS

Wussten Sie, dass sich Ihr Hb-Wert auch in den Augen ablesen lässt? Meine Schwangeren sind immer etwas irritiert, wenn ich sie darum bitte, das untere Augenlid herunterzuziehen. Zwischen Lid und Übergang zum Augapfel sehen Sie eine Linie, die bei einem Eisenmangel sehr blass ist. Ist die Linie stark durchblutet, wird auch Ihr Eisenwert im Normbereich liegen.

Nun wissen Sie hoffentlich ein wenig mehr darüber, warum man Ihnen so einiges an Blut „abzapft". Bitte teilen Sie immer mit, wenn Sie Angst vor Nadeln und Spritzen haben. Man wird es Ihnen in der Praxis dann ein wenig gemütlicher machen und Sie durch ein kleines „Ablenkungsmanöver" bei der Blutabnahme unterstützen.

Ich hoffe, dass man sich Zeit für Sie nimmt, um eine ordentliche Anamnese zu erstellen, die nicht nur im Schnellverfahren abgehakt wird. Bei genauerem Zuhören erfährt man sehr viel über den gesundheitlichen Zustand der werdenden Mutter und deren Familie. Dazu bekommt man auch einen Überblick über Ihre eventuell vorhergegangenen Schwangerschaften, Fehlgeburten und Abbrüche. Diese werden, mit all ihren Besonderheiten, dokumentiert. Schauen Sie ruhig selbst nach, ob Ihre Erzählungen richtig aufgeschrieben wurden. Ist etwas vergessen worden, bitten Sie in einem Folgegespräch, z. B. bei der nächsten Vorsorgeuntersuchung, um vollständige Ergänzung. Wichtig sind hier u. a. Erwähnungen einer Diabeteserkrankung in Ihrer Familie oder Hüfterkrankungen, Schilddrüsenunter- bzw. -überfunktionen, Blutungsneigungen, Allergien, Medikamenteneinnahme, Operationen, psychische oder soziale Belastungen. Bitte verschweigen Sie nichts. Es muss Ihnen nichts peinlich sein! Hebammen und Ärzte unterliegen der Schweigepflicht und müssen Ihre Angaben vertraulich behandeln.

Notizen für den Arzttermin

Der Termin für die Geburt

Ihr erster Blick wird im Mutterpass sicherlich gleich voller Vorfreude auf Ihren Entbindungstermin fallen.

Überlegen Sie noch mal, wann Ihre letzte Regel genau begonnen hat. Auch die Zykluslänge ist entscheidend. Hat man einen sehr langen Zyklus, müssen diese Tage bei der Berechnung des Entbindungstermins einbezogen werden. Das ist vor allem dann ausschlaggebend, wenn es um das Thema Einleitung bei Terminüberschreitung geht. Ich habe schon häufig erlebt, dass Einleitungen stattgefunden haben, obwohl das Kind noch überhaupt nicht geburtsreif war. Man sieht das sehr gut an der noch üppig vorhandenen Käseschmiere, die das Kind umgibt. Weiß man also schon im Vorfeld, dass der Zyklus verlängert war, kann man gelassen abwarten.

Probieren Sie doch spaßeshalber einmal selbst, Ihren Entbindungstermin nach der **Naegelschen-Regel** auszurechnen, die übrigens schon seit über 200 Jahren angewendet wird:

1. Tag der letzten Menstruation, plus 1 Jahr, minus 3 Kalendermonate, plus 7 Tage.
ACHTUNG:
Man geht hierbei von einer Zykluslänge von 28 Tagen aus. Ist der Zyklus um ein paar Tage verlängert oder verkürzt, muss der Termin nach hinten oder vorne um diese Tagesanzahl verschoben werden. Ist Ihre Zykluslänge z. B. 34 Tage (28 plus 6), rechnen Sie diese sechs Tage noch mit dazu.

Manche Frauen kennen auch ganz genau den Tag der Befruchtung. Dann rechnen Sie unabhängig von Ihrer Zykluslänge: Tag der Befruchtung plus ein Jahr, minus 3 Kalendermonate, minus 7 Tage.

Berechnungen, Messungen und Schätzungen

In Ihrem Mutterpass finden Sie eine recht knapp gehaltene Doppelseite, die Platz lässt für weitere Eintragungen durch Ihre Hebamme oder Ärztin. Zunächst wird die Schwangerschaftswoche ausgerechnet. Dazu wird auch immer der **Symphysen-Fundusstand** notiert.

Man orientiert sich für die Messung an der tastbaren Oberkante Ihrer Gebärmutter. Anhand ihrer Höhe kann man feststellen, ob sie passend zur Schwangerschaftswoche gewachsen ist. Man beurteilt den Höhenstand anhand von **Querfingern**. Ihre Hebamme wird Ihnen also bei einer Vorsorge den Bauch abtasten. Dazu wird sie zunächst den höchsten Punkt der Gebärmutter suchen. Ist der Fundus drei Querfinger über Ihrem Schambein (= Symphyse) zu tasten, werden Sie in der 16. Schwangerschaftswoche sein. Ist die Gebärmutter z. B. auf Nabelhöhe tastbar, werden Sie die 24. Schwangerschaftswoche erreicht haben. Ist der Fundus am Rippenbogen, dann haben Sie es bald geschafft! Die 36. Schwangerschaftswoche ist erreicht.

Man kann die Schwangerschaftswoche auch mit einem **Zentimetermaß** bestimmen. Setzt man das Maßband an der Oberkante des Schambeins an und misst bis zur Oberkante der Gebärmutter, entspricht dieser Abstand in Zentimetern genau Ihrer Schwangerschaftswoche. Stehen mehr Zentimeter auf dem Maßband, als zur Schwangerschaftswoche passen, könnte das auch ein Hinweis auf eine Mehrlingsschwangerschaft sein.

Sie sehen also: Man braucht nicht immer zwingend ein Ultraschallgerät, um das Schwangerschaftsalter zu bestimmen.

Wenn Ihre Hebamme oder Ärztin Ihren Bauch nun schon mal in ihren Händen hat, wird sie auch gleich die Lage Ihres Babys durch geübte Handgriffe ertasten können. Liegt es mit dem Kopf nach unten oder oben, liegt es vielleicht quer, wo liegt der Rücken, wie hoch ist die Fruchtwassermenge? Und auch ein ungefähres Schätzgewicht wird, nur durch das Abtasten Ihres Bauches, ermittelt werden können.

Bei jeder Vorsorgeuntersuchung wird Sie Ihre Hebamme auf die Waage stellen. Die Gewichtszunahme in der Schwangerschaft erkläre ich Ihnen im Kapitel Ernährung (ab Seite 46). Spannend ist jedoch, wie sich Ihr Gewicht zusammensetzt. Gehen Sie davon aus, dass Ihr Baby am Ende der Schwangerschaft um die **3,5 kg** wiegt. Sie können zudem bis zu **1 l Fruchtwasser** mit sich herumtragen und **2 l mehr** an **Blutvolumen** erreichen. **Plazenta und Brust** können jeweils bis zu **1 kg** schwer werden. **Fetteinlagerungen** machen **3–6 kg** und **Wassereinlagerungen** um die **2 kg** aus. Donnerwetter, ganz schön viel! Dass man da aus der Puste kommt, ist kein Wunder.

Zu einer Vorsorge gehört auch die Untersuchung des Urins, u. a. auf Eiweiß. In Verbindung mit einem hohen Blutdruck und auftretenden Ödemen könnte dies ein Hinweis auf eine **Schwangerschaftsvergiftung** sein. Ist Zucker im Urin nachweisbar, kann dies auf einen **Diabetes** hindeuten. In der 26.–28. Schwangerschaftswoche bietet man Ihnen zur genaueren Diagnostik einen Zuckerbelastungstest an.

Meistens schließt eine ärztliche Vorsorge mit einer vaginalen Untersuchung ab. Man tastet die Lage des Muttermundes und ob er geschlossen ist. Auch die Länge des Gebärmutterhalses wird ermittelt. Im weiteren Schwangerschaftsverlauf kann man auch ertasten, ob das Köpfchen oder der Po des Babys schon tief im Becken liegen.

Herztöne des Babys

Wussten Sie, dass die **Herzfrequenz** Ihres Babys zwischen **110** und **150 Schlägen pro Minute** liegt? Es hört sich an wie ein „Pferdchen im Galopp". Auch die Herztöne werden bei einer Vorsorge abgehört. Dazu nimmt Ihre Hebamme entweder ein **Pinard-Hörrohr** aus Holz oder ein **Doptone-Gerät**, welches hörbar für alle die Herztöne aufzeichnet. Parallel dazu wird auch nach den Kindsbewegungen gefragt.

In den Arzt- oder Hebammenpraxen steht ein **CTG-Gerät** zur Verfügung, das die Herztöne parallel zur evtl. schon vorhandenen Wehentätigkeit aufzeichnet. Die Kunst beim CTG ist die richtige Interpretation des Papierstreifens, den die Maschine ausspuckt. Beschäftigen Sie sich nicht allzu sehr im Alleingang damit. Ich habe schon häufig technikaffine Ehemänner im Kreißsaal betreut, denen die Beurteilung der Herztonaufzeichnungen wichtiger war als ihre Frauen. Fragen Sie besser nach einer professionellen Einschätzung, als sich selbst ein Bild „zurechtzubasteln".

Der Ultraschall

Laut Mutterschaftsrichtlinien sind drei Ultraschalluntersuchungen vorgesehen. Sie können sich das gut merken. Immer wenn **eine Neun in der Schwangerschaftswoche** vorkommt (9, 19, 29 plus drei Wochen als mögliches Zeitfenster), werden diese Untersuchungen durchgeführt.

Man untersucht nach vielen unterschiedlichen Parametern, wie körperliche Entwicklung, **Herztätigkeit** sowie u. a. **Plazenta- und Hirnstrukturen.** Darüber hinaus wird aus der Oberschenkellänge, dem Kopf- und Bauchumfang ein ungefähres **Schätzgewicht** errechnet. Natürlich wird Ihnen auch das **Geschlecht** gesagt werden können, sofern Sie möchten und sich Ihr Baby überhaupt zeigt. Nicht selten liegt die Nabelschnur oder ein Beinchen im „Sichtbereich", dann heißt es Geduld haben. Vielleicht sieht man es beim nächsten Ultraschall. Einigermaßen verbindliche Zusagen über das Geschlecht machen die Ärzte oft erst um die 18. Schwangerschaftswoche.

Vielleicht werden Sie in dieser Zeit auch schon die ersten Bewegungen Ihres Babys spüren. Oft ist man sich noch nicht sicher, ob das „Geblubber" im Bauch nicht auch Luft im Darm sein könnte. Irgendwann ist man sich aber gewiss: Es kann nur das Baby gewesen sein.

Etwas länger warten müssen Sie auf die Kindsbewegungen, wenn Sie eine **Vorderwandplazenta** haben. Der Einnistungsort der Plazenta im Uterus ist eine „Laune der Natur". Sie kann an der Vorderseite der Gebärmutter liegen, sodass sie wie eine Art Kissen fungiert, gegen welches das Baby tritt. Somit wird das Geboxe und Getrete von der Mutter nicht so stark wahrgenommen. Machen Sie sich also bitte keine Sorgen, wenn eine andere Mutter, die in der gleichen Schwangerschaftswoche ist wie Sie, schon viel früher ihr Baby spürt. Die andere Mutter hat wahrscheinlich eine **Hinterwandplazenta** und spürt dadurch alles deutlicher und viel früher.

Tipp

Leider zerbröseln und verblassen Ultraschallbilder mit der Zeit wie alte Kassenbons. Damit Sie lange etwas davon haben, empfehle ich Ihnen, die Bilder zu laminieren.

Bilder vom ersten Ultraschall

Bilder vom zweiten Ultraschall

Bilder vom dritten Ultraschall

Platz für Namensvorschläge

MÄDCHEN	JUNGE

UNSERE FAVORITEN

SO EIN BUCHSTABENSALAT! – WAS BEDEUTEN DIE ABKÜRZUNGEN IM MUTTERPASS?

Können auch Sie die „krakeligen" Hieroglyphen Ihrer Gynäkologin im Mutterpass nicht entziffern? Hier kommt die Auflösung:

KÜRZEL	BEDEUTUNG
Abort	Fehlgeburt
Akz.	Akzeleration = Beschleunigung der Herzfrequenz, z. B. wenn sich das Kind bewegt, in diesem Fall ein gutes Zeichen im CTG
BEL	Beckenendlage
Cervix	Gebärmutterhals, seine Länge variiert von Frau zu Frau zwischen 3 und 5 cm
CTG	Cardiotokographie = Aufzeichnung der Herztöne des Kindes parallel zur Wehentätigkeit
Dez.	Dezeleration = Abfall der Herztöne, ein ungünstiges Zeichen im CTG
Doppler	Eine Ultraschalluntersuchung, bei der die Richtung des Blutflusses farblich dargestellt wird
E. T.	Entbindungstermin
EW pos	Eiweiß positiv = es befindet sich Eiweiß im Urin
Fe	Eisen
FHF	Fetale Herzfrequenz, in der Regel liegt sie zwischen 110 und 150 Schlägen/Minute
FiKu	Fingerkuppe einlegbar = der Muttermund ist schon für die Größe der Fingerkuppe geöffnet
G+	Es befindet sich Zucker (Glucose) im Urin
Hb	Hämoglobin = ein eisenhaltiger Proteinkomplex, in dem Sauerstoff an die roten Blutkörperchen gebunden wird. Bei Frauen liegt der Normbereich bei 12–16 g/dl. Ein Mangel kann sich z. B. durch blasse Lippen und eingerissene Mundwinkel bemerkbar machen.

KÜRZEL	BEDEUTUNG
hiHHL	Hintere Hinterhauptslage = eine Einstellungsanomalie des Kopfes Der Rücken des Kindes ist dabei zur Wirbelsäule der Mutter gewendet. Normalerweise liegt der Rücken nach vorne gedreht.
KB++	Ihr Kind turnt ordentlich. Kindsbewegungen sind reichlich vorhanden.
MM	Muttermund
N	Nabel
Ödeme	Wassereinlagerungen
pH	pH-Wert Der normale vaginale pH-Wert liegt bei 4,0.
P	Portio = der untere Teil des Gebärmutterhalses, der in die Scheide ragt Sie kann 4–5 cm lang sein.
pp	post partum = nach der Geburt
QL	Querlage des Kindes
RB	Rippenbogen
Sectio	Kaiserschnitt
sp	spontan Eine spontane Geburt ist eine vaginale Geburt.
SL	Schädellage In ca. 94 % der Fälle liegt der Kopf nach unten gerichtet.
SSW	Schwangerschaftswoche
SY	Symphyse
VU	Vaginale Untersuchung
WT	Wehentätigkeit
Z	Zervix, Gebärmutterhals

Anders als gedacht

JEDE SCHWANGERSCHAFT IST EINZIGARTIG

Hört man von einer Schwangerschaft, sehen auch heute noch viele Menschen das Bild „Mutter-Vater-Kind" vor sich. Doch dieses Bild wird mehr und mehr um die verschiedensten Facetten ergänzt. Viele Frauen werden heutzutage später schwanger als noch vor 50 Jahren, das bringt eine erhöhte Zahl an künstlichen Befruchtungen mit sich, die häufiger als natürliche Schwangerschaften zu Mehrlingsgeburten führen. Zudem ist es auch keine Seltenheit, dass gleichgeschlechtliche Paare sich den Kinderwunsch erfüllen. Und auch die alleinerziehende Mutter ist kein Einzelfall. Daher folgen nun ein paar Zeilen zu Schwangerschaften abseits des traditionellen Familienbildes.

ZWILLINGE UND CO. – WENN HERR ADEBAR MIT MEHREREN PÄCKCHEN STURM KLINGELT!

Schon viele Male durfte ich Eltern betreuen, bei denen der „Klapperstorch" schwer ächzend auf der Fußmatte stand. Er hatte nämlich in diesen Fällen zwei bis drei „Päckchen" im Schnabel.

Ich war immer schwer beeindruckt von diesen Familien, glich ihr Zuhause doch geradezu einem Bienenstock, in den viele Helferlein „hineinflogen". Omas und Opas, Tanten, Freunde, Haushaltshilfe – alle standen parat. Anders wäre es auch nicht möglich gewesen. Die Nachricht, dass Mehrlinge unterwegs sind, bewegt viele Eltern zunächst dazu, tief Luft zu holen. Viele Fragen schießen einem durch den Kopf.
Den Müttern: „Schaffe ich das kräftetechnisch und organisatorisch?"
Den Vätern oft: „Schaffen wir das finanziell?"

Das „Planungs-Karussell" fängt an, sich zu drehen. Bis auf die Babybadewanne braucht man eigentlich alles doppelt oder dreifach. Ich empfehle sehr gerne Zwillings- oder Mehrlingsbörsen, auch in den sozialen Netzwerken wird man fündig. Für kleines Geld geben hier Mehrlingseltern ihr Equipment an Gleichgesinnte ab. Krankenhäuser, Hebammenpraxen und soziale Einrichtungen bieten Mehrlingsgruppen an, in denen man sich austauschen und Tipps bekommen kann.

Einen kleinen finanziellen Lichtblick gibt es in Bezug auf das Eltern- und Kindergeld. Leider gibt es das Elterngeld bei Zwillingen nicht mehr in doppelter Höhe. Man erhält für den erstgeborenen Zwilling das Elterngeld, das auf Grundlage Ihres bisherigen Einkommens berechnet wurde. Für den zweitgeborenen Zwilling bekommt man Zuschlag von 300 €. Auch für weitere Mehrlinge gibt es zusätzlich je 300 € mehr. Und für ein jüngeres Geschwisterkind unter 3 Jahren oder zwei weitere Geschwisterkinder unter 6 Jahren wird ebenfalls ein monatlicher Bonus von 300 € gezahlt.

Beziehen Sie in Ihre zeitliche Planung immer ein, dass Mehrlinge oft nicht bis zur 40. Schwangerschaftswoche im Bauch bleiben. Mit Zwillingen können Sie ab der 35. und mit Drillingen ab der 30. Schwangerschaftswoche rechnen. Ihre ärztliche Betreuung wird definitiv engmaschiger sein, was auch sinnvoll ist, da man Ihre Babys immer gut versorgt wissen möchte.

Nicht immer muss man von einem Kaiserschnitt ausgehen, wenn man Zwillinge erwartet. Ausschlaggebend ist die Lage der Kinder. Grünes Licht wird oft gegeben, wenn beide Kinder in Schädellage liegen. Bei drei oder mehreren Kindern wird in der Regel aber doch ein Kaiserschnitt gemacht, und Ihre Babys werden noch einige Zeit auf der Kinderstation überwacht werden.

Ich habe die Erfahrung gemacht, dass die Babys heute sehr früh entlassen werden. Mittlerweile kommen die Eltern mit Säuglingen nach Hause, die nicht mehr als 1500 g wiegen. Es ist tatsächlich auch für uns Hebammen eine Umstellung, so kleine „Fluffis" in Betreuung zu haben. Ich war am Anfang sehr skeptisch und habe innerlich geflucht, habe aber mit der Zeit bemerkt, dass es allen, trotz viel Rennerei zu Kinderärzten etc., sehr gutgetan hat. Die häusliche Ruhe war definitiv ausschlaggebend für einigermaßen entspannte Eltern und gut gedeihende Kinder. Bitte sprechen Sie mit Ihrer Hebamme ab, ob sie Sie auch zweimal am Tag besuchen würde. Diese Möglichkeit gibt es und ist in diesem Fall auch sinnvoll, da es Ihnen bestimmt einiges an Sorgen nehmen wird.

SCHWANGER UND ALLEINERZIEHEND

Schwanger sein und gewollt oder ungewollt ohne Partner zu sein, ist immer eine große Herausforderung und wahrlich kein Zuckerschlecken. Die Frauen, die ich kennengelernt habe, waren meistens in finanziellen Nöten und die Seele ist Achterbahn gefahren.

Ich möchte hier aber auch nicht die Frauen vergessen, die in einer Beziehung leben und trotzdem alleinerziehend sind. Auch ich als Hebamme kann manchmal nur mit dem Kopf schütteln, wenn ich beobachten muss, wie Männer sich ihren Frauen gegenüber verhalten. Da wäre manch eine ohne ihn tatsächlich besser bedient. Das nur am Rande und vielleicht als kleiner Trost: Hebammen können alleinerziehende Frauen sehr gut unterstützen. Viele Kolleginnen begleiten die Frauen zu Ämtergängen und Beratungsstellen (zum Beispiel Pro Familia), organisieren Haushaltshilfen, sammeln oft Kleidung und Möbelstücke zusammen.

Sollten Sie selbst in dieser Situation sein, stecken Sie den Kopf nicht in den Sand. Suchen und bitten Sie um Hilfe. Daran ist nichts Verwerfliches! In vielen Städten und Gemeinden gibt es ein ganz gutes Angebot an Gruppen von alleinerziehenden Müttern, mit denen man sich austauschen und die man um Rat fragen kann. Tatsächlich kann in diesem Fall auch die Kirche ein kleiner rettender Anker sein.

Für alle Mütter gilt: Bauen Sie sich ein Netzwerk auf!

Wir können das alles nur ohne körperliche und seelische Einbußen schaffen, wenn wir uns gegenseitig unterstützen. Stärke zu suggerieren ist ganz nett, aber in diesem Fall deplatziert.

Die alleinerziehende Nichte meiner besten Freundin hat es ganz richtig gemacht: Sie rief die Familie und Freunde immer im Kreis herum an und bat darum, zum Essen kommen zu dürfen. Dadurch hatte sie nie das Gefühl, alleine zu sein. Der Alltag bekam Struktur und Luise hatte immer was zu tun. Zur Geburt ging die eigene Schwester mit, die heute ein sehr enges Verhältnis zur kleinen Nichte hat. Luise ist zwar alleinerziehend, aber irgendwie auch nicht, weil sie sich rechtzeitig ein eigenes „Rettungsnetz" gespannt hatte.

MUTTER-MUTTER-KIND

Sie werden zu Recht sagen „Warum ist hier nur vom Mann die Rede und nicht von der Frau oder Partnerin?"

Es war mir immer sehr unangenehm, wenn ich im Geburtsvorbereitungskurs nur die männliche Anrede von mir gegeben habe. Es ist ein bescheuerter Automatismus, der absolut „out of time" ist.

Ich bin ganz ehrlich zu Ihnen: Ich habe bis jetzt noch nicht sehr viele gleichgeschlechtliche Eltern betreut. Aber die Paare, die ich begleiten konnte, habe ich als Hebamme sehr geliebt. Es lief irgendwie alles etwas anders ab. Ich hatte immer das Gefühl, unter Frauen klappt vieles vorausschauender und schneller. Es ist sehr bedauerlich, dass den Eltern bürokratische Steine in den Weg gelegt werden, die viel Kraft und Zeit rauben.

Eins ist sicher: Sie sind, egal ob Mutter-Mutter oder Vater-Vater, Eltern, denen man mit Respekt begegnen sollte und gegenüber denen man sich keine Wertung erlauben darf.

In diesem Buch versuche ich stets, eine geschlechtsneutrale Ansprache zu verwenden. Um den Lesefluss nicht zu stören, soll das doch recht neutrale Wort „Partner" dennoch für beide Geschlechter gelten.

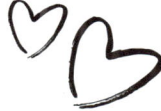

Die Schwangerschaft

IM ÜBERBLICK

SO WÄCHST UND ENTWICKELT SICH IHR BABY IN DEN NÄCHSTEN WOCHEN

	IHR BABY IST …	DAS PASSIERT GERADE
4.–5. SSW	etwa 2 mm groß.	Es machen sich die ersten Schwangerschaftszeichen bemerkbar: Ziehen im Unterleib, Brustschmerzen, empfindliche Brustwarzen. Man kann diese Anzeichen auch mit Menstruationsbeschwerden verwechseln. Ihr Geruchssinn wird empfindlicher. Die Herzkammern entwickeln sich.
6. SSW	etwa 4 mm groß.	Der Herzschlag ist sichtbar. Man kann schon unter Müdigkeit leiden, Stimmungsschwankungen machen sich bemerkbar, Übelkeit kann auftreten.
7. SSW	1 cm groß und bis zu 1 g schwer.	Pro Tag 1 mm Wachstum. Rasant geht die Entwicklung voran. Herz, Lunge und Leber bilden sich aus und beginnen ihre Tätigkeit. Die Gesichtszüge bilden sich. Netzhaut und Linse befinden sich im Aufbau.
8. SSW	etwa 1,5 cm groß.	Ausbildung von Armen und Beinen, die Ansätze von Fingern und Zehen sind erkennbar.
9. SSW	2 bis 3 cm groß.	Die Ohrmuscheln bilden sich aus, Blase und Harnröhre entstehen. Die kleinen Arme und Beine können schon etwas „herumpaddeln".

	IHR BABY IST …	DAS PASSIERT GERADE
10. SSW	3 bis 4 cm groß und bis zu 5 g schwer.	Knochen werden aus Knorpel gebildet, die Organe wandern allmählich an ihren Bestimmungsort.
11. SSW	4 bis 5 cm groß.	Finger- und Fußnägel wachsen, Geschlechtsteile bilden sich aus und die Zahnanlage erfolgt. Es sind schon bis zu 30 ml Fruchtwasser in der Fruchtblase enthalten.
12. SSW	bis zu 6 cm groß und bis zu 20 g schwer.	Die Entwicklung der Wirbelsäule ist abgeschlossen.
15. SSW	etwa 10 cm groß und 70 g schwer.	Die Lanugo-Behaarung wächst. Damit wird die Haut Ihres Babys geschützt, da jedes Haar an einer Talgdrüse sitzt, die Käseschmiere produziert, mit der Ihr Baby ummantelt ist. Auch die Kopfhaare und Augenbrauen fangen an zu wachsen.
17. SSW	etwa 13 cm groß und 150 g schwer.	Die Gebärmutter kann man jetzt ungefähr drei Querfinger über dem Schambein ertasten. So langsam wird es Zeit für neue Kleidung, da der Bauch merklich wächst. Der reißende Schmerz im Bauch der Mutter kommt durch das Wachstum der Gebärmutter und dem dazugehörigen Ziehen an den Mutterbändern zustande. Beim Ungeborenen bildet sich Fettgewebe aus.

	IHR BABY IST ...	DAS PASSIERT GERADE
18. SSW	etwa 14 cm groß und bis zu 200 g schwer.	Die Lungenreife schreitet voran. Erste Kindsbewegungen sind spürbar. Dies ist aber oft abhängig von der Lage der Plazenta (siehe Seite 17). Das Ungeborene kann in dieser Schwangerschaftswoche den Herzschlag der Mutter wahrnehmen. Der Hör- und Sehsinn werden ausgebildet. Helles Licht kann bemerkt werden. Der persönliche Fingerabdruck ist in der Entwicklungsphase.
20. SSW	15 bis 16 cm groß und bis zu 260 g schwer.	Die Oberkante der Gebärmutter ist jetzt auf Bauchnabelhöhe zu tasten. Alle Organe „reifen" weiter.
23. SSW	etwa 20 cm groß und bis zu 500 g schwer.	Die Lunge bildet sich weiter aus. Lungenbläschen, die für den Sauerstoffaustausch nötig sind, reifen.
25. SSW	ca. 25 cm groß (gemessen vom Steiß bis zum Scheitel).	Der Schluckreflex wird trainiert. Die Haarfarbe entwickelt sich durch die Einlagerung von Pigmenten.

IHR BABY IST ...	DAS PASSIERT GERADE

etwa 41 cm groß
(gemessen von der Ferse
bis zum Scheitel) und bis
zu 1500 g schwer.

31. SSW

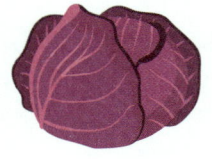

Alle Sinnesorgane funktionieren, es
muss nur noch ein wenig Fett ange-
setzt werden.

etwa 47 cm groß und bis
zu 2300 g schwer.

36. SSW

Die Gebärmutter ist nun am Rippen-
bogen zu tasten.
Das Baby dreht sich final in die
Geburtsposition.

bis zu 55 cm groß und
3500 g bis 4000 g schwer.

40. SSW

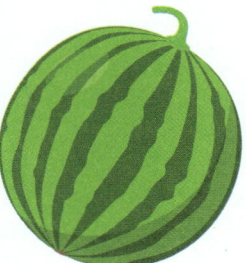

Endspurt, jetzt ist es bald geschafft!

Die Hebamme

WIE FINDE ICH EINE & WAS TUT SIE FÜR MICH?

Die Betreuung durch eine Hebamme steht jeder Frau ab einem positiven Schwangerschaftstest zu. Die größte Hürde ist heute, zunächst einmal eine freie Hebamme zu finden. Es scheint, als gehöre unsere Berufsgruppe zu einer im Moment aussterbenden Gattung.

Die Suche nach einer Hebamme kann über viele Kanäle erfolgen. Gerade in Großstädten findet man eine Fachfrau über entsprechende Gruppen in den sozialen Netzwerken. Gelegentlich gibt es auch noch gedruckte Listen, die man aber leider abtelefonieren muss, bis man eine Hebamme gefunden hat. Gut funktionieren Suchmaschinen im Internet. Dort gibt man seine Betreuungswünsche ein und eine freie Kollegin meldet sich bei Ihnen. Auch Krankenkassen geben Hebammenkontakte weiter. Diese sind aber keine Garantie dafür, dass die Kollegin auch tatsächlich Ihre Betreuung übernehmen kann.

Eine Hebamme ist für viele Frauen der „Fels in der Brandung". Sie ist als Fachfrau Ansprechpartnerin für alle Themen rund um Schwangerschaft, Geburt, Wochenbett und Kind. Sie ist aber oft noch viel mehr als das! Sie ist Ratgeberin, Zuhörerin, Trösterin, Mutmacherin, Organisatorin. Das sind alles Eigenschaften, die einen guten Start ins Leben und in eine Familienstruktur ermöglichen. Ein Beruf also, der wichtig ist, unterstützt werden und erhalten bleiben muss.

Hat man die Hebamme seines Vertrauens gefunden, darf man sie bei allen Fragen, Problemen und Sorgen kontaktieren. Jede Hebamme gestaltet die Kontaktaufnahme etwas anders. Ob nun per SMS, Anruf oder Mail, muss mit jeder Kollegin individuell besprochen werden. Bitte bedenken Sie auch, dass Hebammen nicht 24 Stunden für 7 Tage in der Woche zur Verfügung stehen. Jede Hebamme hat ihre Sprechzeiten, die sie Ihnen im Vorfeld mitteilen wird.

Hebammen sind dazu berechtigt, Untersuchungen im Rahmen der Mutterschaftsvorsorge durchzuführen. In der Regel findet das bei Ihnen zu Hause, in einer Hebammenpraxis oder vielleicht auch in Ihrer Frauenarztpraxis statt. Der Vorteil ist, dass eine Hebamme oft etwas mehr Zeit im Gepäck hat und sich umfassender mit Ihren Anliegen beschäftigen kann als Ihre Gynäkologin.

Die **Vorsorgen** selbst umfassen das gleiche Programm, das Ihre Gynäkologin durchführt. In der Regel steht uns Hebammen aber meist kein Ultraschallgerät zu Verfügung. Dafür dienen uns Hände, Augen, Ohren und diverse andere Hilfsmittel, wie z. B. ein Blutdruckmessgerät, Urinstix, ein Zentimetermaß sowie ein Fetal-Doppler-Gerät, mit denen wir sehr gut feststellen können, ob alles regelrecht wächst und gedeiht. Alle Untersuchungen werden in den Mutterpass eingetragen. Dieser kann auch von einer Hebamme ausgestellt werden. Ebenso kann sie Ihnen eine Bescheinigung über den errechneten Entbindungstermin für die Krankenkasse ausstellen, die Sie zur Beantragung des Mutterschaftsgeldes benötigen.

Möchten Sie Ihre eigene Hebamme zur Geburt mitnehmen, müssen Sie nach einer **Beleghebamme** suchen. Diese Kollegin hat einen Vertrag mit Ihrer Geburtsklinik, darf dort Ihre Entbindung durchführen und Sie begleiten. Leider sind die Belegplätze rar. Bitte kümmern Sie sich schnell darum, falls Sie dies in Anspruch nehmen möchten, da viele Kolleginnen schon über Monate voraus gebucht werden.

Wundern Sie sich während der Geburt bitte nicht, dass Ihre Hebamme dem anwesenden Arzt Anweisungen erteilt. Unsere Berufsgruppe ist bei einer physiologisch (= normal) verlaufenden Geburt einem Arzt gegenüber tatsächlich weisungsbefugt. Erst wenn die Geburt pathologisch (= nicht normal/krankhaft) verläuft, wenden sich die Kompetenzen.

Vielleicht möchten Sie ja Ihr Baby auch **zu Hause** oder im **Geburtshaus** zur Welt bringen. Auch diese Kolleginnen müssen Sie rechtzeitig kontaktieren, um dann in einem persönlichen Gespräch zu klären, ob alle Parameter stimmen, damit Ihrem Wunsch entsprochen werden kann. Nicht immer können alle Frauen im Geburtshaus oder zu Hause entbinden. Es gibt Faktoren, die dies leider ausschließen. Das kann z. B. Schwangerschafts-Diabetes, ein positiver B-Streptokokken-Test oder Bluthochdruck sein. In diesen Fällen werden Sie aber gut aufgeklärt werden.

Viele Hebammen bieten **Geburtsvorbereitungskurse** an. Diese Kurse ergeben vor allem beim ersten Kind Sinn. Sie erhalten damit einen Überblick über alle geburtsrelevanten Themen, sodass Sie einen guten „Fahrplan" an die Hand bekommen. Auch für Frauen, die schon Kinder geboren haben, gibt es spezielle Kurse, die alles nochmals auffrischen und oft auch Geschwisterthemen mit aufnehmen.

Ob Sie den Kurs alleine oder mit Partner machen, soll Ihre Entscheidung sein. Schlecht ist es allerdings nicht, wenn der Partner mit dabei ist. Denn auch für ihn oder sie ist der Einstieg in die Thematik durch eine „Fachfrau" wertvoll und birgt hilfreiche Informationen, inwieweit man Sie unterstützen kann.

Ein großer Betreuungsteil durch die Hebamme liegt in der **Nachsorge**. Sobald Ihr Baby geboren wurde, kontaktieren Sie Ihre Hebamme, damit diese in die Planung gehen kann. In der Regel beginnt man mit den Hausbesuchen am Tag nach der Entlassung oder, bei einer ambulanten Entbindung, wenige Stunden nach der Geburt. Die Hebamme kann Sie in den ersten zwölf Wochen regelmäßig besuchen. In den ersten zehn Tagen nach der Geburt oftmals täglich. Danach werden die Terminlücken größer. Nach diesen ersten zehn Tagen haben Sie noch auf 16 weitere Hausbesuche bis zur zwölften Lebenswoche Anspruch. Alles ist kein Muss, Terminvergaben können individuell besprochen werden. Die Aufgabe der Hebamme im Wochenbett ist die Beratung und die Klärung all Ihrer Fragen, zudem wird natürlich ein großes Augenmerk auf Ihre Gesundheit gelegt. Heilungsprozesse werden kontrolliert, das Stillen wird begleitet, das Baby wird überwacht und vieles mehr.

Bereiten Sie sich bitte auch ein wenig auf den Hausbesuch vor. Fragen gehen manchmal im Laufe des Tages verloren. Schreiben Sie sich alles auf, was Sie wissen möchten. Und bitte haben Sie Verständnis dafür, dass Ihre Hebamme, so gern Sie sie haben mögen, auch nach einer gewissen Zeit wieder gehen muss. Der Besuch bei Ihnen zu Hause ist auf eine Zeit von 30 Minuten ausgerichtet. Nur für diese Zeit wird Ihre Hebamme bezahlt und nicht darüber hinaus. Innerhalb der Schwangerschaft ist die Zeit großzügiger bemessen, sodass auch Beratungen über anderthalb Stunden möglich sind und der Hebamme dementsprechend vergütet werden.

Die Hebamme

Grundsätzlich werden die Kosten der Hebamme durch Ihre Krankenkasse übernommen. Nur zusätzliche Angebote, wie z. B. Partnergebühren oder eine Rufbereitschaftspauschale für die Beleg- oder Hausgeburt, müssen zunächst selbst getragen werden. Viele Kassen ersetzen Ihnen den Betrag aber zumindest anteilig.

Auch nach dem ersten Vierteljahr der Wochenbettbetreuung haben Sie noch bis zum neunten Lebensmonat Ihres Kindes bzw. bis zum Ende Ihrer individuellen Stillzeit Anspruch auf eine Hebamme. Vielleicht haben Sie irgendwann Fragen zur Beikosteinführung, zum Abstillen oder zur Entwicklung Ihres Kindes. Sie können Ihre Hebamme weitere acht Mal innerhalb dieses Zeitfensters kontaktieren.

Möchten Sie noch an einem **Rückbildungsgymnastikkurs** teilnehmen? Auch da ist die Hebamme wieder zur Stelle und wird Sie mit vielen Übungen unterstützen, die Sie wieder fit machen (siehe Kapitel Rückbildungsgymnastik ab Seite 154). Suchen Sie sich das aus, was Ihnen Spaß macht. Manche Kolleginnen legen ihren Schwerpunkt auf Beckenbodentraining, manch andere bieten mehr Rückbildungyoga oder -pilates an. Vielleicht möchten Sie an die frische Luft? Es gibt viele Kurse, bei denen man mit dem Baby im Kinderwagen auf der Wiese turnen kann. Erkundigen Sie sich in Ihren Stadtmagazinen, wann was angeboten wird. Sie haben Anspruch auf einen von Hebammen geleiteten Kurs von bis zu 10 Stunden.

HINWEIS
Ganz wichtig für Sie zu wissen ist, dass Ihr Arbeitgeber Sie für das Treffen mit einer Hebamme freistellen muss. Ihre Hebamme stellt Ihnen gerne zum Nachweis eine Bescheinigung darüber aus.

Geburtsortwahl

WO SOLL DAS KIND ÜBERHAUPT GEBOREN WERDEN?

Überlegen Sie für sich und Ihren Partner, wo Sie Ihr Kind gerne zur Welt bringen möchten. Soll es zu Hause sein, im Geburtshaus, in der Klinik mit oder ohne Beleghebamme, in einer Klinik mit angrenzender Kinderintensivstation?

Die Kolleginnen im Geburtshaus, freiberufliche Hausgeburtshebammen und Beleghebammen sind immer sehr schnell ausgebucht, sodass Sie sich schon sehr frühzeitig darum bemühen müssen. Das bedeutet in der Regel schon sehr bald nach einem positiven Schwangerschaftstest.

Nehmen Sie doch das Angebot der Kliniken wahr und besuchen Sie einen Info-Abend. Hier wird Ihnen die geburtshilfliche Abteilung vorgestellt, in der Regel von angestellten Hebammen und Ärzten. Sie haben die Möglichkeit, all Ihre Fragen loszuwerden und Sie können schon mal ein ungefähres Gefühl dafür entwickeln, ob die Vorstellungen, die Sie an Ihre Geburt haben, auch berücksichtigt werden.

Letztendlich wird es eine Entscheidung aus dem Bauch heraus sein, nämlich in der Form, dass Sie dorthin gehen werden, wo Sie sich am wohlsten und am kompetentesten aufgehoben gefühlt haben.

Meine Notizen

SOS-Fibel

BEI SCHWANGERSCHAFTSBESCHWERDEN

Fragen Sie Hebamme oder Apotheker!

Hier habe ich einige Symptome zusammengetragen, die immer wieder auftreten. In der Regel ist es nichts, worüber man sich ernsthaft Sorgen machen müsste.

Ausfluss : Machen Sie sich bitte keine Sorgen. Durch die vermehrte Durchblutung der Schleimhäute und die hormonelle Umstellung ist dies völlig normal. Achten Sie auf **Farb- und Geruchsveränderungen**. Die „gesunde Farbe" bewegt sich zwischen durchsichtig und weißlich-milchig, der Geruch ist neutral. Gerade zu Beginn der Schwangerschaft kann der Ausfluss noch etwas bräunlich sein. Bei juckendem, „krümeligem" Ausfluss kann eine Pilzinfektion vorliegen. Bei Unterleibsschmerzen und sehr starkem Ausfluss wenden Sie sich bitte an Ihre Gynäkologin.

Blähungen und Verstopfung : Das Hormon Progesteron ist für den Blähbauch und die träge Verdauung verantwortlich. Es helfen ganz banale Dinge, wie z. B. **Kümmeltee, Kümmelzäpfchen** oder ein Präparat mit dem Wirkstoff **Simeticon**. Ausreichende Bewegung und Flüssigkeitszufuhr sind ebenfalls für eine funktionierende Darmtätigkeit wichtig. Außerdem können **Flohsamen** und **Bitterstoffe** helfen, die z. B. in Grapefruit, Löwenzahn, Rucola und Chicorée enthalten sind. Wer Chicorée nicht mag und auf eine Grapefruit mit Sodbrennen reagiert, bekommt diese Bitterstoffe auch als homöopathische Tropfen in der Apotheke.

Eisenmangel : In der Schwangerschaft steigt das Volumen Ihres Blutes um zwei Liter. Es kommt also zu einer Verdünnung, sodass der Eisenwert niedriger ausfällt. Der Tiefpunkt des Wertes ist zwischen der 24. und 28. SSW erreicht, anschließend steigt der Wert bis zum Ende Ihrer Schwangerschaft wieder an. Leiden Sie unter blassen Lippen und eingerissenen Mundwinkeln, sind ständig müde, schlapp und kommen nur schnaufend die Treppe hoch? Lassen Sie nochmals den Hb-Wert untersuchen. Sollte er unter 11 g/dl liegen, muss man den Körper unterstützen. Herkömmliche Eisenpräparate aus der Apotheke führen oft zu Blähungen, massiver Verstopfung und schwarzem Stuhlgang. Besser verträglich sind pflanzliche **Präparate aus Johannisbeere, Hibiskus, Hagebutte, Kirsche** u. v. m. Sie erhalten Sie in der Apotheke oder Drogerie. Achten Sie bei der Auswahl Ihrer Lebensmittel darauf, dass Sie möglichst eisenhaltig sind. Greifen Sie zu **Himbeeren, Hirse, roten Säften** und gelegentlich zu einem Stück **Bio-Rindfleisch** (falls Sie nicht Vegetarier sind). Nehmen Sie dazu viel **Vitamin C** zu sich, das braucht der Körper, um das Eisen besser aufnehmen zu können. Würzen Sie z. B. mit frischer **Petersilie**. Wenn Sie frischen **Orangensaft** vertragen, gerne ein Glas täglich zum Essen trinken oder einen Esslöffel **Sanddornsaft** zu den eisenhaltigen Lebensmitteln oder Präparaten einnehmen.

Harnwegsinfekt : Durch die Weitstellung der Gefäße in der Schwangerschaft kommt es häufiger zu Blasenentzündungen, da Bakterien es leichter haben „aufzusteigen". Man hat nicht nur ständig das Gefühl, auf die Toilette gehen zu müssen, sondern es tut auch unangenehm weh und brennt meist beim und nach dem Wasserlassen. Sie müssen unbedingt viel trinken. Sie können einen **Blasentee** aus der Apotheke besorgen, alternativ können Sie aber auch viel Wasser mit einem Teelöffel **Vitamin-C-Pulver** oder **Sanddornsaft** vermischt zu sich nehmen. Je saurer Ihr Blasenmilieu wird, umso besser. Das haben Keime nämlich nicht gerne. Was ebenfalls hervorragend hilft, ist die **D-Mannose**. Es ist ein natürlicher Zucker, den Ihr Körper übrigens auch selbst herstellt, nur leider in sehr geringen Mengen. Wenn Sie ihn in größeren Mengen zu sich nehmen, bindet der Zucker die Bakterien an sich und sie können ausgeschieden werden. Sie sind dann relativ schnell beschwerdefrei. Den besten Effekt erzielen Sie, wenn Sie schon bei den ersten Anzeichen handeln. Achten Sie darauf, dass Sie weder kalte Füße bekommen noch im Nierenbereich frieren. Auch die „Klo-Hygiene" ist wichtig, da sich bei Verwendung des Toilettenpapiers in „falscher Richtung" auch gerne Darmbakterien in die Harnröhre verirren.

Hautjucken : Das unangenehme Hautjucken kann durch Dehnung der Haut oder trockene Haut verursacht werden. Wahrscheinlicher steckt aber ein eingeschränkter Leber-Galle-Stoffwechsel dahinter. Lassen Sie diesen durch eine Blutuntersuchung bei Ihrer Gynäkologin abklären. Sind die Blutwerte (hier: Transaminasen) in Ordnung, kann man sich mit **Essigwaschungen** gegen den Juckreiz helfen. Sie mischen einen Teil Essigessenz mit drei Teilen kühlem Wasser und waschen sich damit ab. Sie können die Lebertätigkeit zusätzlich mit pflanzlichen Präparaten aus der Apotheke oder Bitterstoff enthaltenden Lebensmitteln unterstützen.

Hämorrhoiden: Mein Geheimtipp sind in diesem Fall eine **Salbe** und **Zäpfchen**, mit dem Wirkstoff der Eiche (lateinisch Quercus robur). In dieser Kombination, gerne auch gekoppelt mit einem wohltemperierten Sitzbad mit **Eichenrindenextrakt,** sind Sie Ihre Beschwerden bald los. Achten Sie auch wieder auf genügend Bewegung, ausreichend Flüssigkeitszufuhr und eine ballaststoffreiche Ernährung.

Hitzewallungen und vermehrtes Schwitzen: Gegen dieses Phänomen gibt es leider keine Kügelchen, aber vielleicht beruhigt es Sie, wenn Sie wissen, dass es normal ist, wenn Sie in der Schwangerschaft zum „Heizkraftwerk" werden. Während andere bibbernd vor Kälte am heißen Tee nippen, werden Sie wahrscheinlich noch die Fenster aufreißen. Hier sind wir Frauen „hormongesteuert".

Krampfadern: Hier sieht es nicht anders aus, es sind ebenfalls die Schwangerschaftshormone im Spiel. Durch die Auflockerung des Bindegewebes und das zunehmende Wachstum von Baby und Gebärmutter nimmt der Druck auf die Becken- und Beingefäße zu. Dadurch können Krampfadern (knotig erweiterte Venen) entstehen oder schon vorhandene sich verschlimmern. Begleitend können Wassereinlagerungen (Ödeme) auftreten. Haben Sie eine Neigung zu Krampfadern oder fallen Ihnen erstmalig welche auf, lassen Sie diese von einem Venenspezialisten anschauen. Sie werden **Stützstrümpfe** verordnet bekommen und sollten **regelmäßig sportlich aktiv** sein. Es bieten sich Wassergymnastik, Walken und Radfahren an.

Kreislaufbeschwerden: Über einen niedrigen Blutdruck kann man sich eigentlich freuen, da er gesünder als der Hochdruck ist. Trotzdem ist er ein lästiger Geselle, der mit Schwindel, Müdigkeit, Kopfschmerzen und Sehstörungen einhergehen kann. Den Kaffeetanten unter uns hilft oft schon eine Tasse am Morgen, um die bleierne Müdigkeit zu überwinden. Manch andere braucht erst eine erfrischende **Dusche mit Massagebürste,** die herzwärts gerichtet ihre Bahnen von unten nach oben zieht. Die Wirkung kann man mit einem Tropfen **Rosmarin-** oder **Pfefferminzöl** auf der Bürste verstärken. Auch **Wechselduschen** von warm nach kalt helfen. Denken Sie bitte auch an Ihre Flüssigkeits- und Nahrungszufuhr, Bewegung sowie an das Tragen von Stützstrümpfen. Es gibt zudem einige pflanzliche Tropfen, die den Kreislauf stimulieren und auch in der Schwangerschaft eingenommen werden dürfen.

Pilzinfektionen: Tritt die Pilzinfektion einmal auf, hängt man oft in der Endlosschleife und wird den Befall auch nach mehrmaliger Gabe von Cremes und Zäpfchen nicht los. Man fragt sich „Woher?" und „Warum ich schon wieder?" Die Antwort liegt meist im Darm. Ist die **Darmflora** im Ungleichgewicht, hat durch ihre anatomische Nähe auch gleich die Vagina ihre „Freude" daran. Was also tun? Überdenken Sie Medikamente, die Sie in der Vergangenheit eingenommen haben. Waren Antibiotika dabei? Diese bringen Ihre Darmflora ganz schön durcheinander und sind oft der Auslöser allen Übels. Wenn die Darmflora danach nicht wiederaufgebaut wird, fangen die Beschwerden meistens an. Gefördert wird der Pilzbefall noch durch zuckerhaltige Ernährung: Schokolade, Kuchen, Pizza, Nudeln, Eis, Obst (Fructose)! Läuft Ihnen da schon das Wasser im Mund zusammen und Sie entwickeln Gelüste darauf? Fress- oder Heißhungerattacken können auch immer auf einen Pilzbefall im Darm hinweisen. Die Kunst besteht also nicht darin, Antimykotika in rauen Mengen unters Volk zu streuen, sondern zunächst den Darm aufzubauen, eine gesunde Ernährung zu beherzigen und Salben und Zäpfchen begleitend einzusetzen. Bitte achten Sie auf **„Unterwäsche-Hygiene".** Es ist besser, wenn man auf künstliche Textilfasern verzichtet, da durch diese ein Klima erzeugt wird, in dem sich Pilze besonders wohlfühlen. Das Tragen von schnöden „Baumwoll-Schlüppern" ist in dieser Zeit sinnvoller, da sie, in der Waschmaschine bei 60 Grad gewaschen, hygienischer sind.

Rückenschmerzen: Nicht nur in der Schwangerschaft lästig, sondern auch sonst ja schon fast ein Volksleiden. Bedingt durch zu wenig Bewegung und/ oder zu viel Körpergewicht. Die Schwangerschaft geht ja nun mal mit steigendem Körpergewicht einher. Das führt natürlich auch zu allerlei unangenehmen Beschwerden. Angefangen von Dehnungsschmerzen über Symphysenschmerzen bis hin zu Schmerzen im Rücken oder Verspannungen im Schulter-Nacken-Bereich. Gegen Dehnungsschmerzen, die durch den Zug an den Mutterbändern entstehen, an denen Ihre Gebärmutter „aufgehangen" ist, kann man leider nicht viel tun. Oft fühlt es sich wie ein messerartiger Schmerz im Unterbauch an, der sehr unangenehm sein kann. Die gleiche schneidende Schmerzqualität kann von der sich auflockernden Symphyse ausgehen. Vom Rückenbereich können die Schmerzen bis in die Beine ausstrahlen. Man hat das Gefühl, als ob etwas eingeklemmt ist. Was kann man nun tun? Wieder natürlich: **Bewegung!** Haben Sie Lust auf **Yoga** oder **Schwangeren-Pilates**? **Physiothera-**

pie, **Osteopathie** und **Massagen** können ebenfalls sehr hilfreich sein. **Feuchte Wärme** tut in der Regel gut. Befeuchten Sie einen Waschlappen und legen Sie ihn sich auf die schmerzende Stelle im Rücken. Darauf kommt eine nicht zu heiße Wärmflasche. Verstärkt werden kann der entspannende Effekt, wenn Sie sich aus der Apotheke ein fertiges **Massageöl** aus blauem Eisenhut, Lavendelöl und echtem Kampfer besorgen. Diese Mischung ist in der Schwangerschaft erlaubt und wirkt hervorragend bei Nervenschmerzen. Eine große Hilfe kann auch das Tragen eines **Schwangerschaftsgürtels** sein. Die Last des Bauches liegt dabei auf einem Gurt, den Sie unterhalb des Bauches befestigen. Alternativ gibt es Schwangerschaftsstützhosen. Probieren Sie es ruhig aus, ich empfand es bei meinen eigenen Schwangerschaften immer als extrem angenehm!

Schwangerschaftsschnupfen: Schon wieder diese Hormone! Die

Östrogene bewirken das Anschwellen der Schleimhäute – auch der Nasenschleimhäute –, sodass tatsächlich Schnupfensymptome auftreten können. Dazu gesellt sich oft Nasenbluten. Was kann man tun? Ausreichend **trinken**, die **Raumtemperatur** nicht zu hoch und die **Luftfeuchtigkeit** nicht zu niedrig halten. Stellen Sie Schüsseln mit Wasser auf oder schaffen Sie sich einen Luftbefeuchter an. Machen Sie **Dampfbäder** oder befeuchten Sie die Nasenschleimhäute regelmäßig mit **Kochsalzlösung**. Zur Nacht ist es angenehm, den Kopf höher zu lagern und sich etwas Engelwurzbalsam unter die Nase zu reiben. Zur Not abschwellende Nasentropfen für Säuglinge verwenden.

Schwangerschaftsstreifen: Leider lassen sich diese nicht vermeiden,

auch wenn man noch so viel cremt und ölt. Das Gewebe ist natürlich einer starken Dehnung ausgesetzt, wodurch die Haut reißen kann. Das Hormon Kortisol ist daran beteiligt. Mit zunehmenden Lebensjahren nimmt die Hautstraffheit eher ab, sodass sich leider mehr die jüngeren Mütter über eine starke Streifenbildung ärgern. Die gute Nachricht ist, die Streifen verblassen wieder, werden aber wie feine Narben weiterhin leicht sichtbar bleiben. Die allerbeste Nachricht ist aber: Wir sind Mütter und dürfen die Streifen mit **Stolz und Würde** tragen.

Überpigmentierung der Haut: Vielleicht stellen Sie eine dunkle

Linie an Ihrem Bauch fest, die durch Ihren Bauchnabel läuft. Eventuell sehen Sie auch im Gesicht so aus, als hätten Sie eine Brille in Schmetterlingsform auf. Es treten plötzlich vermehrt Leberflecken auf. All das hängt mit Hormonen zusammen und wird durch Sonneneinstrahlung verstärkt. Sie sollten daher Sonnenbäder meiden und ein **Sonnenschutzmittel** mit hohem Lichtschutzfaktor auftragen. Die Pigmentierungen verschwinden nach der Schwangerschaft wieder von alleine.

Übelkeit: Ich erzähle Ihnen ja nichts Neues über die kleinen, fiesen „Spielchen", die die Hormone mit Ihnen treiben. In den ersten zwölf Wochen werden Sie leider eine von vielen Frauen sein, die morgens nach dem Aufstehen eher die Kloschüssel als ihren Partner begrüßt. Es ist lästig, es ist nervig und unangenehm. Ich weiß das nur zu gut! Trotzdem ist es oft ein positives Zeichen für eine „gut sitzende" Schwangerschaft. Der Spuk ist mit Beginn der 13. Schwangerschaftswoche oft vorbei. Bis dahin hat sich hormonell alles eingependelt und die Wohlfühlphase beginnt. Ich bin ein großer Fan von **Akupunktur** und **Akupressur**. Fragen Sie Ihre Hebamme oder Gynäkologin danach, ob Sie Ihnen das anbieten kann. Nach diesem Prinzip funktionieren auch sogenannte **Sea-Bands**, die Sie in der Apotheke kaufen können. Sie helfen auch gegen Reiseübelkeit. Platzieren Sie diese einfach nach Anleitung auf Ihrem Puls am Handgelenk. **Essen und trinken Sie regelmäßig**, auch wenn Ihnen schlecht ist. Schnuppern Sie an einem Fläschchen mit Pfefferminzöl, wenn Ihnen unangenehme Gerüche aus der Umgebung entgegenschlagen. Lassen Sie überprüfen, ob Sie unter **Vitamin-B-Mangel** leiden, auch das kann eine Übelkeit verstärken. Gönnen Sie sich Ruhe und immer wieder kleine Auszeiten. Bei sehr starkem Erbrechen mit Gewichtsabnahme und starker Einschränkung Ihres körperlichen Wohlbefindens kontaktieren Sie bitte Ihre Gynäkologin. Gelegentlich muss mit einer Infusionstherapie geholfen werden, damit es Ihnen schnell wieder besser geht.

Sodbrennen: Ein lästiges Übel, das mit fortschreitender Schwangerschaft zunimmt. Je größer die Gebärmutter wird, desto mehr wird der Magen durch den bedingten Platzmangel eingeengt. Man hat ständig das Gefühl, die Nahrung „fährt Fahrstuhl" und man muss sauer aufstoßen. Eines meiner Lieblings-Hausmittel ist **Kartoffelpresssaft**, Sie bekommen ihn im Reformhaus und können ihn nach dem Essen einnehmen. Kartoffeln enthalten Stärke, die die Säure bindet. Alternativ können Sie es auch mit **Nüssen** probieren. Sie zerkauen so lange Mandeln im Mund, bis sich ein Brei gebildet hat. Erst dann schlucken Sie diesen herunter. Versuchen Sie, etwas höher gebettet zu schlafen, das ist angenehmer und hilft Ihnen etwas gegen das ständige Aufstoßen.

Wadenkrämpfe: In der Schwangerschaft hat man einen erhöhten Bedarf an Magnesium sowie an Calcium und Kalium. Man nimmt daher eine Unterversorgung von Magnesium in der Schwangerschaft an, die zu Krämpfen führen kann, besonders in der Nacht. Sie können zunächst versuchen, Ihren Bedarf durch Nahrungsmittel zu decken. Dazu gehören unter anderem **Bananen, Nüsse, Aprikosen, Vollkornprodukte, Kleie, Kürbiskerne, Haferflocken, Zartbitterschokolade** und **Brokkoli.** Viele Frauen, die tatsächlich unter einem Magnesiummangel leiden, äußern einen absoluten Heißhunger auf Schokolade. Führt man das Spurenelement z. B. durch hochdosierte Brausetabletten zu, verschwindet oft die Lust auf das leckere Hüftgold und die Wadenkrämpfe werden weniger.

Zahnfleischbluten: Nutzen Sie die Schwangerschaft, um Ihre Zähne mal wieder unter die Lupe nehmen zu lassen. Die Hormone lassen das Zahnfleisch aufweichen, die Durchblutung ist stärker und es kommt häufiger zu Zahnfleischbluten. Entzündungsherden im Mundbereich bei Schwangeren konnte man einen Einfluss auf vorzeitige Wehentätigkeit nachweisen. Daher dürfen Sie ruhig zwei Termine für eine Prophylaxe in der Schwangerschaft vereinbaren. Bei Beschwerden hilft auch immer eine **Mundspülung** mit einem Auszug aus der Wurzel des südamerikanischen **Ratanhia-Gewächses**.

HINWEIS

Den folgenden Erkrankungen muss man besondere Aufmerksamkeit widmen und sie müssen durch Arzt und Hebamme begleitet werden: Hartnäckige Blaseninfektionen, Blutungen, Diabetes, Bluthochdruck, Präeklampsie, HELLP, Streptokokken und vorzeitige Wehentätigkeit.

Sollten Sie Symptome bemerken wie starke Kopf- und Oberbauchschmerzen, Herzrasen, Übelkeit, Flimmern vor den Augen oder starke Wassereinlagerungen, machen Sie sich möglichst zügig zur Abklärung auf den Weg zu Ihrem Arzt.

Meine Notizen

Ernährung

IN DER SCHWANGERSCHAFT

Die Ernährung in der Schwangerschaft scheint sich gelegentlich schwierig zu gestalten. Man darf nicht „für Zwei" essen, soll sich von rohem Fisch, Fleisch und Rohmilchkäse fernhalten, wird schief angeguckt, wenn man Vegetarier ist – „Na, dass da dein Kind mal hoffentlich nicht unterversorgt wird!" – und eigentlich ist einem sowieso nur schlecht und man möchte seine Ruhe. Zumindest in der Zeit der großen Übelkeit sollten Sie essen, worauf Sie Hunger haben. Hauptsache, Sie essen!

Tipp

Die Übelkeit ist oft besser erträglich, wenn man regelmäßig eine Kleinigkeit zu sich nimmt, da dann der Blutzuckerspiegel nicht so stark schwankt. Fangen Sie morgens schon mit einem Butterkeks auf der Bettkante an. Das kann bereits eine große Hilfe sein.

Sicher werden auch Sie Phasen haben, in denen Sie besondere Gelüste haben. Soll es die saure Gurke mit Schlagsahne und einer Deko-Kirsche sein? Bitteschön, guten Appetit! Ich bin jedoch nicht sehr glücklich, wenn meine Frauen sich ausschließlich von Fertigpizza und Nudeln in rauen Mengen ernähren. Ein wenig ausgewogener sollte es schon sein.

WIE SOLL ER ALSO AUSSEHEN, DER SPEISEPLAN?

In den ersten drei Monaten ist Ihr zusätzlicher Kalorienbedarf noch gering. Erst ab dem vierten Monat benötigen Sie **etwa 250 kcal mehr pro Tag**, wobei zu bedenken ist, dass der zusätzliche Bedarf individuell unterschiedlich ist. Das betrifft sowohl den schwangeren als auch nichtschwangeren Zustand! Rennen Sie ständig Treppen rauf und runter, fahren mit dem Fahrrad ins Büro, gehen regelmäßig zum Sport? Dann wird Ihr Bedarf deutlich höher sein als bei einer Person, die mit dem Auto zur Arbeit fährt und von „nine-to-five" am Schreibtisch sitzt. Auch bei Mehrlingsschwangerschaften ist der Bedarf erhöht. In den ersten zwölf Wochen werden Sie um die **2 kg** zunehmen. Danach können Sie von **350 g pro Woche** ausgehen.

Die genannten Zahlen sind nur Richtwerte. Es wird auch Wochen geben, in denen Sie etwas mehr oder weniger zunehmen. Auch das ist normal. Sollte sich allerdings eine sehr hohe Gewichtszunahme zeigen, stehen meist zu oft Nudeln und Kartoffeln auf dem Tisch. Lecker, aber leider absolute Dickmacher! Ich habe mal eine Frau betreut, die mir erzählte, sie würde morgens schon einen Teller Nudeln essen und vor lauter Heißhunger die letzte Ration um 23 Uhr. Das ergab am Ende der Schwangerschaft eine Gewichtszunahme von über 30 kg mit einem knapp 5 kg schweren Kind! Ich plädiere in solchen Fällen immer, die eigene „Fressbremse" zu treten, schon alleine, um keine Diabeteserkrankung herauszufordern. Kann man sich gar nicht mehr beherrschen, lieber ein Glas Tee trinken. Lecker ist z. B. die Kombination Apfel-Ingwer oder Beerentee. Gerade im Sommer ist er gekühlt ein Erfrischer und bremst das Hungergefühl. Ein Glas Wasser tut es oft auch, bevor man wieder zum Besteck greift.

HINWEIS

Ach übrigens, zum Thema Wasser: Sie benötigen am Tag 1,5–2 l Flüssigkeit. Stellen Sie sich spaßeshalber am Morgen zwei Wasserflaschen auf den Schreibtisch und überprüfen Sie, wie viel am Ende des Tages noch übrig ist. Sehr häufig hält sich das Trinkverhalten von Frauen in Grenzen. Müdigkeit, Kopfschmerzen und Kreislaufbeschwerden sind die Folge. Kompensiert wird gerne durch das Naschen von Kleinigkeiten, oder es wird auf stark gesüßte Getränke, wie z. B. fertigen Eistee zurückgegriffen. Hat man das Bedürfnis, sich ständig etwas in den Mund zu schieben, kann man es mit Beeren versuchen. Eine Schale Heidelbeeren auf dem Tisch, aus der man sich nach Herzenslust bedienen kann, ist nicht nur kalorienarm, sondern auch lecker und durch den hohen Vitamingehalt besonders gesund, dazu 2 l Wasser und man kann auch wieder bombig die Toilette aufsuchen und quält sich nicht mit einer Verstopfung herum.

Den größten Teil der Kalorien werden Sie über Kohlenhydrate abdecken, z. B. **Vollkornprodukte, Reis, Süßkartoffeln** und **Hirse**. Einen kleineren Teil (30–35 %) machen Fette aus, wobei Sie einfach und mehrfach ungesättigte Fettsäuren wählen sollten. Diese sind u.a. enthalten in **Nüssen, Chiasamen, Avocado, Heringen, Lachs** und **Sardinen**. Gesättigte Fettsäuren finden sich z. B. in Chips und Knabberkram und wirken sich ungünstig auf Cholesterinwerte und Herz-Kreislauf-System aus. Den kleinsten Teil (ca. 15 %) machen Eiweiße aus. Auf den Tisch können: **mageres Rindfleisch, Seitan, Putenbrust, Frischkäse, Magerquark, Linsen** und **Bio-Lachs**.

ROTE LISTE VON LEBENSMITTELN

Die folgenden Nahrungsmittel sollten Sie möglichst meiden:
Rohmilchkäse, Thunfisch (er ist oft stark schadstoffbelastet), Rinde von Hartkäse, Tatar, roher Fisch (leider also auch Sushi!), rohes Fleisch, roher Schinken, Salami, Teewurst. Den Hintergrund bilden zwei Erkrankungen, die zu den Zoonosen gehören. Wenn Sie dieses Wort lesen, können Sie sich bestimmt durch „Zoo" eine Verbindung zu Tieren merken. Es handelt sich also um eine Erkrankung, die vom Tier zum Menschen übertragen werden kann.

Die genannten Nahrungsmittel stammen vom Tier und können eine Listeriose- oder Toxoplasmose-Erkrankung hervorrufen, wobei die Toxoplasmose auch durch Katzenkot und Umgang mit bloßen Händen in Blumenerde hervorgerufen werden kann. Daher die Empfehlung, bei der Gartenarbeit Handschuhe zu tragen und das Katzenklo durch eine andere Person säubern zu lassen. In der Regel erfolgt die Übertragung durch rohe und nicht durch abgekochte Produkte. Die Erreger gelangen durch den Blutkreislauf der Mutter über die Plazenta zum Kind und können dort irreparable Schäden verursachen. Man ist also eher vorsichtig, auch wenn die Häufigkeit dieser Erkrankungen nicht sonderlich hoch ist.

Bitte achten Sie auf Hygiene in der Küche. Schneidebretter und Messer, die Sie zum Schneiden von Fleisch benutzt haben, müssen in den Geschirrspüler. Übrigens auch, wenn Sie nicht schwanger sind! Küchenlappen besser häufiger wechseln. Salate sollte man immer sehr gründlich waschen und im Restaurant vielleicht besser darauf verzichten, da dort die Reinigung von Salatblättern auch gerne „unter den Tisch" fällt. Jetzt fragen Sie sich bestimmt: „Salat? Salat kommt doch nicht vom Tier!" Stimmt, aber durch ungewaschenen Salat, und übrigens insbesondere auch durch Austern, kann man im schlimmsten Fall an Hepatitis A erkranken, falls diese mit dem Virus kontaminiert sind.

HINWEIS
Bitte lassen Sie die Finger weg vom Alkohol! Es gibt genug Alternativen, die man sich ins Sektglas schütten kann, die Ihrem Kind nicht schaden werden.

So, nun wenden wir uns wieder angenehmeren Themen zu!
Sind Sie eine Kaffeetante? Brauchen Sie einen leckeren Latte, um morgens in die
Puschen zu kommen? Sie müssen sich nicht nur mit Kräutertees über Wasser hal-
ten, denn gegen 1–2 **Tassen Kaffee** ist in der Schwangerschaft nichts einzuwenden!

Wenn Sie sich vegetarisch oder vegan ernähren, behalten Sie bitte Ihren Eisen-, Vit-
amin-B- und Vitamin-D-Spiegel im Auge. Es ist in diesem Fall auch bestimmt sinnvoll, über ein Zusatzpräparat mit Vitaminen, Spurenelementen und Mineralstoffen
sowie Omega-3-DHA-Fettsäuren nachzudenken. Mein Tipp ist **Leinöl mit DHA** und
davon 25 ml pro Tag. Die Sehkraft, Herz- und Hirnfunktion wird dadurch optimal
unterstützt, dazu lassen Sie sich eventuell noch ein hochwertiges Nahrungsergän-
zungsmittel vom Apotheker empfehlen.

FEINE LECKEREIEN

Und nun drei kleine Rezepte für die Schwangerschaft, die Sie perfekt vorbereiten,
abwandeln und mit zur Arbeit nehmen können:

Dinkelpfannkuchen, süß oder deftig

Zutaten
- 200 g Dinkelmehl
- 100 g Zucker
- 1 TL Backpulver
- 4 Eier
- 200 ml Milch
- 50 g Butter
- 1 TL Butter für die Pfanne

Tipp

Deftiger Belag: Frischkäse mit
frischen Kräutern
Süßer Belag: Himbeeren mit
einer halben weichen Mango
und ein paar Blättchen Basilikum oder Minze püriert

1. Die trockenen Zutaten vermischen. Danach die Eier und die Milch hinzufügen.
   Die Butter erwärmen, flüssig werden lassen und unter Rühren hinzufügen.
2. Die Pfanne erhitzen und etwas Butter zergehen lassen.
3. Mit einer Schöpfkelle pro Pfannkuchen eine Portion Teig in die Pfanne geben.
   Nach 2 Minuten wenden und goldgelb backen lassen.

Linsensalat

Zutaten

- 250 g rote Linsen
- 1 Bund Petersilie
- 4 EL Olivenöl
- 2 EL Agavendicksaft
- 1 ½ EL Balsamico-Essig
- 1 TL Senf
- Salz, Pfeffer

1. Die Linsen kochen, die Petersilie ohne Stängel fein schneiden und hinzugeben.
2. Aus Olivenöl, Agavendicksaft, Balsamico-Essig, Senf, Salz und Pfeffer eine Marinade herstellen.
3. Die Linsen damit übergießen und 1 Stunde ziehen lassen. Super lecker und gesund noch dazu!

Blätterteig mit Zucchinistreifen

Zutaten

- 1 Packung Blätterteigplatten
- 250 g Frischkäse
- 2 Zucchini
- Basilikum
- Salz, Pfeffer
- etwas Olivenöl
- Käse zum Überbacken

1. Die beiden Zucchinis in dünne Scheiben schneiden, mit Öl bestreichen und mit Salz und Pfeffer würzen.
2. Legen Sie die aufgetauten Blätterteigplatten auf Backpapier aus und stechen Sie sie mit einer Gabel mehrmals ein. Bestreichen Sie sie danach mit dem Frischkäse, legen Sie anschließend die Zucchinischeiben darauf und bestreuen alles mit Käse.
3. Für ca. 18 Minuten bei 200 Grad Umluft backen.

Mein Lieblingsrezept während der Schwangerschaft

Nichts für Couchpotatoes

SPORT IN DER SCHWANGERSCHAFT

Durch Zufall hatte es sich ergeben, dass ich vor einiger Zeit eine ganze Reihe von Leistungsschwimmerinnen betreut habe. Ich war unglaublich überrascht, wie fit diese Frauen im Wochenbett waren. Die Geburten verliefen bei allen rasant und ohne Komplikationen, wobei eine Frau am Morgen zuvor noch 1000 m geschwommen ist. Ich will Sie jetzt nicht zu Hochleistungssport in der Schwangerschaft bekehren, bin aber grundsätzlich immer für körperliche Betätigung zu begeistern.

Erzählt mir eine Schwangere, dass sie unter Verstopfung leidet, wird auch immer die Frage nach der physischen Bewegung fallen. Oft folgt ein beschämter Blick nach unten! „Naja, es könnte mehr sein!", wird erwidert. Ist der Kreislauf dauerhaft im Keller, die Muskeln nach einem langen Bürotag wieder mal verspannt, die Stimmung ewig schlecht? – Sport! Wann das letzte Mal? Gestern oder letztes Jahr im Sommer?

Für Sie geeignete Sportarten sind z. B. Schwimmen und Wassergymnastik.
Meine eigenen Kinder lachen sich immer kaputt, wenn ich zum Aqua-Fitness trabe: „Na Mama, gehst du wieder zur Oma-Gymnastik?" Um sie vom Gegenteil zu überzeugen, nehme ich gerne mal meine eigene Brut mit, die sich danach vor Muskelkater kaum rühren kann. Hantelsport unter Wasser ist wahnsinnig anstrengend, da gegen Wasserauftrieb und -druck gearbeitet werden muss. In der Schwangerschaft kann man das wunderbar einsetzen. Mit leichten Schaumstoffhanteln im Wasser zu sporteln, bringt Ihren Kreislauf in Schwung und Sie werden fit wie ein Turnschuh. Sie dürfen dabei ruhig ein wenig aus der Puste kommen! Kurse, bei denen Sie am Beckenrand hängen, im Wasser „rumdümpeln" und Ihre Gedanken zum Baby schicken, sind wenig produktiv.

Radfahren, Gymnastik, Yoga, Walken: Perfekt für Sie!

Eher ungeeignet sind Reiten und Balletttraining in der Schwangerschaft. Die Beckenbodenmuskulatur einer Tänzerin ist oft so straff, dass das für eine Geburt eher ungünstig ist, da darf man mit dem Training auch ruhig ein wenig pausieren. Durch die Schwangerschaftshormone lockern sich die Muskeln und Bänder, was zu einer höheren Verletzungsgefahr führen kann.

Halten Sie demnächst Ausschau nach speziellen Schwangerschaftskursen, die in Ihrer Stadt angeboten werden, und fragen Sie auch bei Ihrer Krankenkasse nach, ob diese die Kurse bezuschusst. In der Regel hat jede Kasse ein Budget dafür und zahlt ca. 80 % bei nachgewiesener Teilnahme an die Versicherten zurück. Gehen Sie auch ruhig bei einer Filiale Ihrer Krankenkasse persönlich vorbei und fragen Sie nach großen Gymnastik- oder Igelbällen, elastischen Gymnastikbändern und Yogamatten. Diese werden oft verschenkt oder gegen einen kleinen Obolus verkauft. Auch Discount-Supermärkte haben dieses Equipment mindestens einmal im Jahr für kleines Geld im Angebot.

Auf den nächsten Seiten folgt ein kleines 5-Minuten-Programm, das Sie gerne täglich turnen dürfen. Am besten nutzen Sie für die Übungen am Boden eine Yogamatte.

KATZE-KUH-ÜBUNG

1. Beginnen Sie im Vierfüßlerstand.
2. Bilden Sie beim Einatmen einen Katzenbuckel. Ziehen Sie dabei vom Gefühl her den Bauchnabel nach innen (Bild 1).
3. Beim Ausatmen gehen Sie ins Hohlkreuz, die Kuhposition. Behalten Sie dennoch eine Grundspannung in der Bauchmuskulatur bei (Bild 2).
4. Nach einigen Wiederholungen können Sie zurück in den Vierfüßlerstand gehen und dort mit dem Becken acht- und kreisförmige Bewegungen beschreiben.

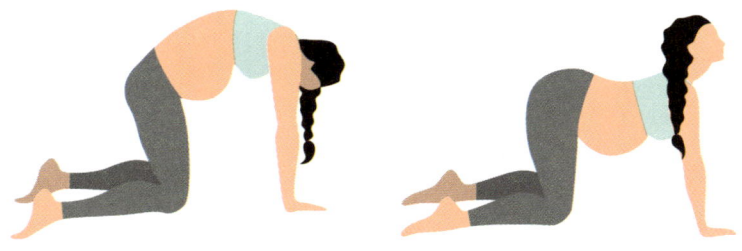

GESTRECKTE KATZE

1. Beginnen Sie im Vierfüßlerstand.
2. Legen Sie nun den Po auf ihren Unterschenkeln ab. Positionieren Sie Ihre Knie dafür an den äußeren Rändern Ihrer Yogamatte, so findet der Bauch genug Platz zwischen den Oberschenkeln. Die Arme strecken Sie weit nach vorne aus. Halten Sie diese Position für einige Sekunden.

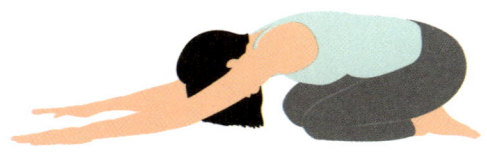

LIEGESTÜTZE AN DER WAND

1. Stellen Sie sich eine Armlänge entfernt vor eine Wand, legen Sie die Handflächen gegen die Wand. Beim Ausatmen beugen Sie die Arme. Sie neigen sich dadurch Richtung Wand. Halten Sie den Rücken dabei gerade.
2. Beim Einatmen strecken Sie die Arme und drücken sich so von der Wand weg. Der Rücken bleibt weiterhin gerade.

SITZÜBUNG AN DER WAND

Der Rücken und die Arme haben Kontakt zur Wand. Einatmend ziehen Sie die Ellbogen nach unten (Bild 1), ausatmend strecken Sie die Arme nach oben (Bild 2). Dabei gerade sitzen und immer den Kontakt zur Wand halten.

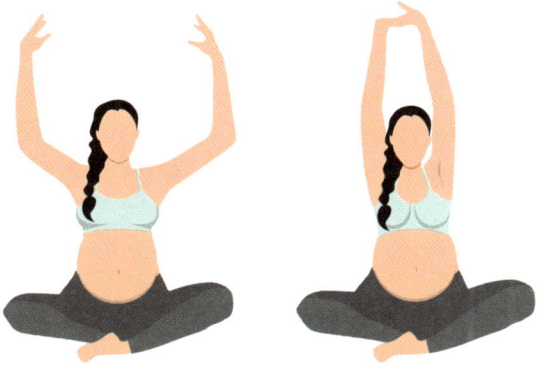

Schwanger schlafen

VON BEINKRIBBELN BIS QUATSCHTRÄUMEN

Guter Schlaf und Schwangerschaft sind Begriffe, die nicht wirklich miteinander harmonieren. In den ersten 12 Wochen leidet man unter einer Art Dauermüdigkeit. Der Körper stellt sich nun auf die Schwangerschaft ein, die Übelkeit macht einem zu schaffen und die Belastung des Kreislaufs ist hoch. Ärgern Sie sich bloß nicht darüber! Natürlich ist es lästig, wenn man sich nach dem Frühstück gleich wieder aufs Ohr legen möchte, aber leider noch voll im Job parat sein muss. Nach einigen Wochen legt sich das aber alles wieder. Ihr Körper signalisiert Ihnen, dass er jetzt einfach eine kleine Pause braucht. Geben Sie ihm die Chance, wenn es möglich ist.

Sie werden merken, dass sich im Laufe der Zeit Ihr Schlafmuster verändert. Plötzlich werden Sie nachts häufiger wach und die Tiefschlafphasen nehmen ab. Man nennt dieses Phänomen auch **Prolaktinschlaf**. Prolaktin ist ein Milchbildungshormon und genau das ist jetzt für diesen „wachen" Schlaf verantwortlich. Das Gute daran ist, dass dieses Hormon einen auch sehr schnell wieder einschlafen lässt, wenn man wach geworden ist. Ihr Körper bereitet Sie also schon ein wenig auf die Zeit nach der Geburt vor.

Im zweiten Trimester hat man sich ganz gut an alles gewöhnt. Man spricht auch von einem „Wohlfühl"- oder „Honeymoon"-Trimester. Eine Zeit, die sich hervorragend für Reisen und Veränderungen, z. B. einen Umzug eignet.

Im dritten Trimester wird alles etwas beschwerlicher. Sie leiden vielleicht unter **Sodbrennen**, **Wadenkrämpfen** oder **Beinkribbeln** (Restless-Legs-Syndrom). Der dicke Bauch erschwert ein bequemes Liegen und ständig muss man zur Toilette rennen. Vielleicht hilft es Ihnen, wenn Sie sich in einen Kissenberg kuscheln, der sowohl Ihren Bauch stützt als auch die Beine entlastet, indem Sie sich noch ein Kissen zwischen die Oberschenkel legen. Schieben Sie sich ruhig noch ein Handtuchpäckchen unter den Bauch. Das stützt zusätzlich sehr angenehm.

Schlafen Sie bitte übrigens so, wie Sie schlafen möchten. Ob nun rechts oder links auf der Seite ist völlig egal. Hauptsache, Sie finden überhaupt in den Schlaf! Die flache Rückenlage ist etwas schwierig, da das **Vena-Cava-Syndrom** ausgelöst werden kann. Die Vena cava ist eine Versorgungsvene, die unter der Gebärmutter verläuft. Wird Sie durch das Gewicht der Gebärmutter zusammengedrückt, kommt es zu einer Durchblutungsstörung, die einen Blutdruckabfall bei der Mutter und eine schlechtere Sauerstoffversorgung beim Kind bewirken kann. In der Regel wird der Schwangeren schlecht und schwummerig. Legt man sich schnell auf die Seite, wird die Vena cava wieder frei und alles stabilisiert sich.

Was kann man tun, um sich eine möglichst angenehme Schlafsituation zu verschaffen? Vieles wissen Sie und machen es bestimmt bereits schon:

- Das Zimmer lüften und es mit der Raumtemperatur nicht übertreiben.
- Am Abend einen Spaziergang machen.
- Vielleicht tut Ihnen ja auch ein Bad mit Lavendel- und Hopfenzusatz gut.
- Bewegen Sie sich regelmäßig. Sport ist wichtig.
- Leichte Kost am Abend und nicht so spät essen.
- Trinken Sie nach 18 Uhr nicht mehr so viel. Dann müssen Sie nicht so häufig aufstehen, um zur Toilette zu gehen.
- Gegen eine Tasse mit beruhigendem Melissentee ist allerdings nichts einzuwenden.
- Auch die Homöopathie hat einiges zu bieten. Der Hafer und die Passionsblume können wirklich gute Begleiter zur Nacht sein.
- „Don't google with a Kugel!" Lesen Sie nicht so viel im Internet über die Themen Schwangerschaft und Geburt nach und lassen Sie sich ungefragt keine schlimmen Geburtsgeschichten von anderen Leuten erzählen. Denn auch so etwas wird in der Nacht gerne verarbeitet.

Vielleicht haben Sie schon bemerkt, dass Sie wahnsinnig **merkwürdige Träume** haben. Man träumt in der Schwangerschaft unglaublich viel Quatsch und kann sich auch gleich nach dem Aufwachen noch ganz genau daran erinnern, da man aufwacht, kurz bevor die Traumphase beendet ist. Viele Frauen träumen davon, dass Ihre Kinder schon geboren sind und sprechen können. Es kommen auch viele Tierbabys und Häuser in den Träumen vor. Das Unterbewusstsein beschäftigt sich also im Schlaf mit der neuen Lebenssituation. Bitte interpretieren Sie das alles nicht über. Vielleicht schreiben Sie Ihre komischsten Träume mal auf. Dann haben Sie später etwas zum Schmunzeln!

Schwanger reisen

URLAUB WIR KOMMEN!

Warum eigentlich nicht?

Gerade im zweiten Trimester fühlt man sich in der Schwangerschaft sehr gut und Sie sollten ruhig noch einmal die Chance ergreifen, mit dem Partner Zeit zu verbringen. Mit einem Kind verändert sich alles. Auch das Reisen! Ist man vorher mit einem Koffer ausgekommen, sieht reisen mit Kindern immer so aus, als ob man einen Umzug vor sich hat.

Genießen Sie die Zweisamkeit und suchen Sie sich ein schönes Reiseziel aus. Es muss vielleicht nicht gerade eine Fernreise in tropische Länder mit einem langen Aufenthalt im Flugzeug sein. Vier bis fünf Stunden Anreise oder einen Zwischenstopp finde ich aber vertretbar. Informieren Sie sich vor der Buchung, bis zu welchem Zeitpunkt Sie die Airline überhaupt transportiert. In der Regel wird man bis zur 34. Schwangerschaftswoche mitgenommen. Dazu muss oft ein Attest vom Arzt vorgelegt werden. Holen Sie auch Informationen über **Einreisebestimmungen** Ihres Urlaubslandes ein.

Was immer im Vorfeld geklärt werden sollte, ist die **medizinische Versorgung**. Packen Sie sich auf jeden Fall eine kleine **Reiseapotheke** ein. Besprechen Sie auch mit Ihrer Krankenkasse, wie ein **Rücktransport** durch eine Zusatzversicherung gewährleistet werden kann. Für den „worst case" bestenfalls immer eine **Reiserücktrittsversicherung** abschließen. Sind Sie im Flieger unterwegs, empfehle ich Ihnen das Tragen schicker **Stütz-Kniestrümpfe**. Bitte trinken Sie ausreichend und „tigern" Sie gelegentlich auch mal durch den Gang. Kleine Übungen, wie heben und senken der Füße, tun sehr gut und aktivieren die Muskelpumpe in den Waden. Achten Sie gut auf Hygiene. Bitte in fernen Ländern **keine Eiswürfel** lutschen und auf Salat und rohes Gemüse verzichten. „Montezumas Rache" und andere Unwegsamkeiten gibt es sonst leider gratis mit dazu, und das wäre doch schade um diese kostbare Zeit.

Packen Sie sich für solche Fälle eine **Elektrolyt-Lösung** aus der Apotheke, **Heilerde**
und **Kapseln mit Bakterienkulturen** für Durchfallerkrankungen ein.
Aber auch das genaue Gegenteil kann eintreten. Wer geht schon gerne auf fremde
Klos im Hotelzimmer? Für den Fall der Verstopfung hilft ein Teelöffel **Flohsamen**,
den Sie in einem Glas Wasser aufquellen lassen und dann trinken.

Haben Sie es mit aufdringlichen Mücken zu tun, gibt es sehr angenehmes **Gel auf
Kräuterbasis** in der Drogerie, das man auch in der Schwangerschaft ohne Probleme
anwenden kann.

Magnesium sollte ebenfalls mit ins Gepäck, falls Ihr Uterus etwas unruhig wird,
wenn die Anreise doch etwas anstrengender ausgefallen ist.

Für den Notfall noch **Schmerzstiller** und **Fiebersenker** einpacken. Die Häufigkeit
und Dauer der Einnahme besprechen Sie vorher mit Ihrer Gynäkologin.

LUST AUF CANDLE-LIGHT-STUNDEN?

Na, warum denn nicht? Gerade im Urlaub hat man doch mal wieder Zeit, sich
miteinander zu beschäftigen. An Verhütung muss nicht gedacht werden, denn
noch mehr schwanger geht ja nicht! Dem kleinen Untermieter macht das definitiv auch nichts aus. Falls Ihr Partner Bedenken haben sollte, können Sie ihn also
beruhigen und sich genüsslich einander hingeben. Sollten Sie bemerken, dass
eine Brustwarzenstimulation unangenehme Kontraktionen auslöst, sollte Ihr Partner diesen Bereich auslassen. So, nun Licht aus und Kerzen an!

Nestbau

WIR MACHEN ES UNS GEMÜTLICH

CHECKLISTE GRUNDAUSSTATTUNG

- [ ] 5 Bodys (Sommer: Kurzarm, Winter: Langarm) mit Druckknöpfen oder Bindebändchen
- [ ] 5 Hemdchen (Langarm)
- [ ] 5 Strampelanzüge
- [ ] 3 Schlafanzüge
- [ ] 3 Paar Wollsocken
- [ ] 3 Paar Frotteesocken
- [ ] 1 Strickjacke
- [ ] 2 Mützen (siehe S. 63)
- [ ] 1 Woll- oder Vliesdecke
- [ ] Für den Winter einen Vlies- oder Schneeanzug
- [ ] Eine Hautschere für die Fingernägel (siehe S. 63)
- [ ] 1 digitales Fieberthermometer (siehe S. 63)
- [ ] 20–30 Mullwindeln in der Größe 80 x 80 cm (siehe S. 63)
- [ ] 5 Moltontücher, etwas festere aufgeraute Baumwolltücher
- [ ] 10–15 dünne Frotteewaschlappen / zerschnittene Mullwindeln
- [ ] Eine kleine Waschschüssel für den Wickeltisch
- [ ] Evtl. eine Thermoskanne für warmes Wasser, das immer neben der Waschschüssel stehen kann, ohne dass Sie im Notfall ins Bad laufen müssen.
- [ ] 4 Packungen Newborn-Windeln, für die erste Woche (siehe S. 64)
- [ ] Windeleimer (siehe S. 64)
- [ ] Badeeimer oder Babywanne (siehe S. 64)

Tipp

Ich empfehle für den Anfang die Größe 50/56. Grundsätzlich sollte Kleidung aus Baumwolle sein. Wolle-Seide-Kleidung ist ebenfalls schön, aber auch teurer.

Fieberthermometer

Die Normaltemperatur eines Säuglings liegt zwischen 36,5 und 37,5 °C. Ab 38,0 °C spricht man von Fieber. Es wird immer rektal gemessen. Sollten Sie eine erhöhte Temperatur bei Ihrem Neugeborenen feststellen, überprüfen Sie, ob es zum Beispiel zu warm angezogen ist und wann es das letzte Mal etwas zu trinken bekommen hat. Sollte die Temperatur nach Entfernung der Kleider und Flüssigkeitszufuhr nicht sinken, suchen Sie bitte den Kinderarzt auf.

Mützen

Am besten kaufen Sie Häubchen mit langen Bindebändchen. Man kann diese über der Brust des Babys kreuzen, über den Rücken wieder nach vorne führen und macht dort an der Seite einen leichten Knoten. So sitzt die Mütze bombenfest und kann nicht über die Augen rutschen.

Mullwindeln

Sie sind so praktisch und können viele Einsatzmöglichkeiten haben, zum Beispiel als Spucktuch, als Unterlage oder zum **Pucken** (festeres Einschlagen eines Tuches um das Baby, funktioniert auch gut mit Moltontüchern). Gerne darf eine Mullwindel 100 x 100 cm groß sein. Die großen Tücher eignen sich hervorragend als Sonnen- oder Windschutz für den Kinderwagen.

Nagelscheren

Fingernagelscheren für Babys haben meist ein dickes Schneideblatt, das sich nicht sonderlich gut anwenden lässt, da man bei kleinen Nägeln schon sehr präzise schneiden sollte. Grundsätzlich sollte man in den ersten Wochen gar nicht schneiden, da es eher zur Verletzung des Nagelbetts führt. Lassen Sie sich das bitte von Ihrer Hebamme zeigen, falls Sie unsicher sind. Wenn Sie doch mal ein besonders spitzes Nägelchen schneiden möchten, tun Sie dies immer gerade und ohne Rundungen. In der Regel reicht es aus, wenn Sie den angerissenen Nagel abziehen. Das geht relativ leicht, da sie noch sehr weich sind. Sollte sich Ihr Baby häufig im Gesicht kratzen, können Sie über die Hände Söckchen oder spezielle **Kratzhandschuhe** mit Bindebändchen anziehen. Bemerken Sie kleine braune „Pickelchen" am Nagelfalz und eine Rötung des Fingers, zeigen Sie dies Ihrer Hebamme. Es kann eine beginnende Entzündung sein, die man behandeln muss.

Wickeln

In der Regel wickelt man ein Baby, das bis zu 12-mal am Tag Stuhlgang hat, alle vier Stunden. Von einigen Anbietern gibt es Windel-Abos, sodass Sie immer mit der ausreichenden Anzahl an Windeln versorgt sind. Praktisch sind auch Anmeldungen in Drogeriemärkten, da Sie häufig mit Gutscheinen oder Vergünstigungen versorgt werden. Windeln sind leider teuer, sowohl in der Anschaffung als auch in der Entsorgung. Innerhalb von drei Jahren türmt sich ein Betrag auf, mit dem man einen Kleinwagen bezahlen könnte!
Vielleicht möchten Sie mit Stoff wickeln. Es gibt sicherlich auch in Ihrer Nähe Windeldienste, die Sie über jegliche Wickelmöglichkeiten informieren können. Praktisch ist natürlich das Mieten der Wickelsets. Sie bekommen jede Woche frische Wäsche geliefert und die benutzten Windeln werden mitgenommen. Der finanzielle Mehraufwand hält sich dabei in Grenzen.

Windeln entsorgen

Um die Einwegwindeln geruchlos zu entsorgen, ist die Anschaffung eines Windeleimers sinnvoll. Es muss kein „High-tech"-Mülleimer mit speziellen Windelbeutel-Kartuschen sein. Diese sind nämlich meist sehr teuer und übersteigen bei Weitem den Anschaffungspreis des vergleichbar günstigen Mülleimers. Achten Sie einfach darauf, dass der Mülleimer fest verschlossen werden kann, dann hält sich die Geruchsbelästigung in Grenzen. Alternativ kann man die Windeln auch einfach in einer Tüte auf dem Balkon sammeln!

Baden

Badeeimer oder Babywanne? Machen Sie Ihre Entscheidung davon abhängig, wie viel Platz Sie zur Verfügung haben. Praktisch finde ich Faltbadewannen, die nach der Benutzung einfach hinterm Schrank verschwinden können. Ich gehe mit meinen Wochenbett-Babys zum Baden gerne in die Küche. Die Arbeitsplatte hat meistens eine sehr gute Arbeitshöhe und man hat immer einen Wasserhahn und einen Ablauf zur Verfügung, ohne schwere Wassermassen heben zu müssen. Oft kann man Küchen schnell warm heizen, sodass Ihr Baby nicht frieren muss. Das Badewasser selbst darf eine Temperatur von 37 °C haben. Kaufen Sie sich ruhig ein Badethermometer, falls Sie sich unsicher mit der Temperatur sind.

EINKAUFSLISTE PFLEGEPRODUKTE

Eigentlich braucht man gar nicht viel für ein Baby. Ein paar kleine Helferlein sollten dennoch zu Hause sein. Genauere Infos zu den einzelnen Produkten finden Sie nachfolgend:

- [ ] Wundschutzsalbe
- [ ] Öl
- [ ] Badezusatz
- [ ] Feuchttücher
- [ ] Kochsalzlösung
- [ ] 5x 2-ml-Einwegspritzen
- [ ] Kümmelzäpfchen
- [ ] Kirschkernkissen
- [ ] 1 Flasche Simeticon
- [ ] Schwarztee

Wundschutzsalbe, gerne mit Rose oder Calendula: Grundsätzlich muss man nicht bei jedem Wickeln sein Kind mit einem „Creme-Klecks" versorgen. Man macht es entweder vorbeugend, insbesondere zur Nacht, oder wenn der Po schon leicht gerötet ist. Häufig helfen auch einfach Luftbäder. **Muttermilch, Schwarzteesud** oder **Rosenhydrolat** können ebenfalls auf die zarte Pohaut aufgetragen werden.

Öl: Calendulaöl oder Mandelöl zum Reinigen der Haut oder zum Einreiben, falls die Haut sehr trocken ist.

Badezusatz: Sehr gerne empfehle ich einen Schwups **Schlagsahne** mit einem **Teelöffel Olivenöl.** Gerade bei sehr trockener Haut, die in der Regel alle Babys kurz nach der Geburt haben, ist dieses „Kleopatra-Bad" sehr angenehm.

Passen Sie aber auf, dass es wirklich nur ein Teelöffel Öl ist. Sonst ist Ihr Baby sehr glitschig und Sie können es nicht mehr richtig festhalten.

Haben Sie noch ein paar kostbare Tropfen **Muttermilch** übrig? Gerne darf auch davon etwas als Badezusatz mit ins Wasser.

Feuchttücher: Entscheiden Sie selbst, ob Sie fertige Tücher benutzen möchten oder nicht. Achten Sie auf die Bezeichnung „sensitiv" und „parfumfrei", diese Produkte sind besser verträglich. Es gibt auch Tücher auf Wasserbasis. Alternativ machen Sie sich Ihre Pflegetücher selbst. Zerschneiden Sie dazu Einmal-Waschlappen und tränken Sie diese mit etwas Öl. Das Ganze kommt in eine Frischhaltebox. Daraus können Sie sich wunderbar bedienen und bekommen den kleinen Po schnell sauber. Besonders schön zur Hautpflege ist ein **Rosenhydrolat**, das Sie auf ein Kosmetiktuch aufsprühen, um den Po zu reinigen. Die Rose hat entzündungshemmende und desinfizierende Wirkung, was gerade bei der strapazierten Pohaut von Vorteil ist. Der Duft der Rose hilft übrigens auch gegen **Stimmungsschwankungen** und wird gerne bei Verstimmungen im Wochenbett eingesetzt. Ein paar Tropfen auf den Handrücken oder das Kopfkissen und die Mama kann sich gut entspannen.

Kochsalzlösung in Plastik-Brechampullen. Diese eignen sich hervorragend zur Reinigung von Nase und verklebten Augen.

Fünfmal **2-ml-Einwegspritzen:** Die Kochsalzlösung kann damit besser dosiert und verabreicht werden. Gelegentlich kann man die Spritzen auch zur Fütterung von Muttermilch einsetzen.

Eine Packung **Kümmelzäpfchen** für Säuglinge empfehle ich allen Eltern, da sie sehr gut gegen Blähungen helfen können. Dazu hilft immer Wärme durch ein **Kirschkernsäckchen,** das Sie im Backofen oder in der Mikrowelle, je nach Packungsanleitung, erwärmen können. Aber Achtung, bitte kontrollieren Sie nochmals die Temperatur, bevor Sie das Säckchen verwenden.

Auch eine Flasche mit dem Wirkstoff **Simeticon** dürfen Sie zu Hause haben. Dieser Wirkstoff sorgt dafür, dass Luftbläschen im Magen und Darm platzen, ohne dass der Wirkstoff ins Blut übergeht. Sie bekommen es rezeptfrei in der Apotheke, genau wie homöopathische Mittel gegen Blähungen.

Schwarztee haben Sie sicher schon zu Hause. Einen Sud davon kann man auf offene Hautstellen auftragen. Zum Beispiel auf einen wunden Po oder rissige Brustwarzen. Die enthaltenen Gerbstoffe ziehen die lädierte Haut sehr gut zusammen und lassen sie schneller heilen.

VORBEREITUNGEN FÜR DAS KINDERZIMMER

Grundsätzlich braucht man für ein Baby kein hochdekoriertes Kinderzimmer, aber trotzdem macht es Spaß, etwas Schönes für den Neuankömmling in der Familie herzurichten. Überlegen Sie sich schon im Vorfeld, welche Möbel Sie noch anschaffen wollen, und ob Sie noch streichen oder tapezieren möchten.

Bedenken Sie auch lange Lieferzeiten und rechnen Sie Zeit mit ein, damit die neuen Möbel ausdünsten können. Bauen Sie deshalb die Möbel 6–8 Wochen vor der Geburt auf. Das Gleiche gilt auch für neue Teppiche und den Kinderwagen. Für ein paar Tage dürfen diese Gegenstände auch auf dem Balkon geparkt werden, dann riechen sie schon nicht mehr ganz so stark.

Dasselbe trifft auf Kleidungsstücke zu. Alles sollte nach dem Kauf gewaschen werden. Auf Weichspüler kann man dabei komplett verzichten. Um Wäsche weich zu bekommen, kann man einfach Essig in das Weichspülfach einfüllen. Auch im Wäschetrockner wird alles kuschelig. Die Farben dunkelblau, rot und schwarz sind besonders schadstoffbelastet. Bei Neukäufen lassen Sie von diesen Kleiderfarben besser die Finger weg. Praktisch sind immer Einkäufe auf dem Kinderflohmarkt, da die Kleidung meist schon häufig gewaschen und somit von Schadstoffen gereinigt wurde.

HABEN SIE SICH SCHON GEDANKEN ZUM WICKELPLATZ GEMACHT?

Praktisch sind Wickelplätze mit einer guten Arbeitshöhe und -breite. Darunter sollten Fächer oder Schubladen sein, in die man nach System die Kinderkleidung und Pflegeprodukte einsortieren kann. Es bietet sich an, im obersten Schubfach oder gleich neben der Wickelauflage die Pflegeprodukte einzusortieren, dann hat man alles griffbereit.

Suchen Sie sich eine schöne, weiche Unterlage für Ihr Baby aus, die noch durch ein Handtuch oder eine waschbare Auflage geschützt wird. Gerne pieseln oder entleeren sich Babys immer dann, sobald die Windel abgenommen wird. Die Wäscheberge wachsen quasi stündlich.

Sie werden sich viel Gebrüll ersparen, wenn Sie ca. 1 m oberhalb der Wickelauflage eine Wärmelampe anbringen. Diese Lampen gibt es auch am Ständer, wodurch sich hässliche Bohrlöcher vermeiden lassen.

Manchmal lässt die Wohnung aber keinen Wickeltisch zu, da wirklich kein Platz ist. Auch das ist kein Problem. Eine dickere Decke, mit einem Körbchen

voll Zubehör daneben, reicht auch aus. Manchmal entscheiden sich auch Mütter von kleinen Geschwisterkindern für diese Fußbodenvariante, da dann auch dieses Kind mit einbezogen werden oder auch gleich selbst mit gewickelt werden kann.

WO SOLL IHR BABY SCHLAFEN? – BEISTELLBETT ODER WIEGE?

Das **Beistellbett** an der Seite der Mama ist eine sehr praktische Variante, da man das Baby in der Nacht zum Stillen einfach nur an sich heranziehen muss. Meistens schlafen Mama und Baby wieder zusammen ein, was einem die nötige Erholung verschafft. Sehr oft gelingt es nicht, falls gewünscht, die Babys wieder ins Beistellbett zurückzulegen. Der Temperaturunterschied von der warmen Mutter ins kühlere Bettchen ist einfach zu groß, sodass die Babys dadurch aufwachen.

Man kann sich die Sache etwas vereinfachen, wenn man sich die Mühe macht und die Matratze mit einem Kirschkernsäckchen oder einer Wärmflasche vorwärmt. Dazu kommt noch ein getragenes T-Shirt als Unterlage, damit Ihr Baby Ihren Geruch in der Nase hat. Da Babys Begrenzungen lieben, die sie ja auch schon im Mutterleib gespürt haben, legen Sie es in die obere Ecke des Bettchens. Puffern Sie die Gitterstäbe dazu mit einer Handtuchrolle ab, damit sich Ihr Baby nicht wehtut.

Sie werden oft erleben, dass sich Ihr Baby automatisch Begrenzungen sucht. Es wird so lange im Bett hin- und herrutschen, bis ein Kontakt gespürt wird. Manchmal ist es für das Baby noch komfortabler, wenn die Matratze leicht angeschrägt wird. Das kann man gut mit einem dünnen Aktenordner erreichen, den man unter die Matratze schiebt. Das hilft besonders den Kindern, die mit einem verstärkten Reflux zu tun haben und häufig spucken müssen.

Die Anschaffung einer **Wiege auf Rollen** ist praktisch, da man sie überall mit hinziehen kann. Es ist wiederum eine Platzfrage, ob man sich ein zusätzliches Möbelstück anschaffen möchte. Lassen Sie bitte im ersten Lebensjahr Ihr Kind bei Ihnen im Schlafzimmer schlafen, dort ist es am besten aufgehoben.

Aus Erfahrung kann ich sagen, dass früher oder später Ihr Baby sowieso **bei Ihnen im Bett** schlafen wird. Das ist auch gut so, da gehört es nämlich hin! Die Angst vor dem plötzlichen Kindstod schwebt über vielen Elternköpfen wie ein Damoklesschwert. Jahrelang ist es fast streng verboten und verpönt gewesen, sein Kind mit ins eigene Bett zu nehmen. Stellen Sie sich bitte einmal andere Kulturen vor. Hat eine indische, afrikanische oder indonesische Mutter auch ein Beistellbett? Wohl kaum und sie wird es auch bestimmt nicht brauchen. Eine Mutter, die ihr Baby ständig bei sich hat, wird noch lange nicht so erschöpft sein, wie eine Mutter, die in der Nacht permanent aufstehen und zum Kinderbett laufen muss.

Überdenken muss man das Thema, wenn der Partner oder die Mutter Raucher sind. Dann ist das eigene Bettchen wahrscheinlich sinnvoller. Zur Not würde ich aber eher den rauchenden Partner aus dem Schlafzimmer ins Gästezimmer oder auf die Couch auslagern, als mein eigenes Kind als Nichtraucherin und stillende Mutter nicht bei mir zu haben.

Ich kann große Sorgen sehr gut verstehen und Angst ist ein schlechter Begleiter. Wenn Sie sich besser fühlen, wenn Ihr Kind im Beistellbettchen neben Ihnen liegt, ist das auch völlig in Ordnung. Jeder soll für sich selbst ohne jede Wertung von außen entscheiden können, wie er mit diesem diskussionswürdigen Thema umgeht.

Eines ist aber ganz klar festzuhalten: Verwöhnen werden Sie Ihr Kind durch das „Co-Sleeping" definitiv nicht.

TRAGETUCH ODER FESTE TRAGE?

Probieren Sie doch mal beide Varianten im Fachgeschäft aus, sobald Ihr Baby geboren wurde. Lassen Sie sich zeigen, wie man die Tücher wickelt bzw. ob die festen Tragen für Sie einfacher zu handhaben sind. Ich selbst bin ein großer Fan vom Tragetuch. Sehr bequem sind elastische Tücher, die man einfach in der Wickel-Kreuztrage binden und mit einem Gewicht bis zu 12 kg belasten kann. Ihr Baby wird durch drei übereinanderliegende Stoffbahnen gut gestützt und kann nicht herausfallen. Sie müssen also Ihr Baby nicht mehr festhalten und haben die Hände frei. Eine Tuchlänge von 4,60 m reicht für viele Eltern aus.

Wichtig ist die korrekte Position Ihres Babys. Achten Sie darauf, dass Ihr Baby gerade sitzt und die Beinchen wie ein Frosch nach oben gezogen hat. Das Köpfchen Ihres Kindes befindet sich auf „Küsschen-Höhe", also relativ weit oben. Die Kniekehle sollte auf Bauchnabelhöhe sein.

Das Tragen hat viele Vorteile für Ihr Baby. Es ist immer gut temperiert, es hat ständig Körperkontakt zu Ihnen, was die Bindung stärkt. Das breite Wickeln in „Froschhaltung" hat eine günstige Auswirkung auf das Ausreifen der Hüfte. Kinder, die viel getragen werden, haben oft weniger Probleme mit Blähungen, da diese sich durch die Haltung besser lösen können.

Bedenken Sie, dass Ihr Baby viel Wärme durch Sie erhält. Ziehen Sie es daher nicht zu dick an. Kinder, denen die Temperatur nicht behagt, machen sich durch lautes Gebrüll bemerkbar. Im Sommer reichen also ein Kurzarm-Body und Frottee-Socken an den Füßen aus. Im Winter ziehen Sie einen Body, ein Hemdchen, eine leichte Jacke, eine leichte Mütze, eine Strumpfhose, eine leichte Jersey-Hose, Wollsocken oder Lammfellschuhe an. Darüber schließen Sie in der Regel Ihre eigene Jacke, die man mit einer Stofferweiterung, die man in die Reißverschlüsse einzieht, vergrößern kann.

HINWEIS
Tragen Sie Ihr Baby immer so, dass es Ihnen mit dem Gesicht zugewandt ist. Babys, die mit der Blickrichtung nach vorne getragen werden, sind schnell reizüberflutet. Zudem ist es von der Tragehaltung ungünstig, da Ihr Baby ins Hohlkreuz gedrückt wird.

Meine Ideen fürs Kinderzimmer

Organisation

IST ALLES!

WAS KANN MAN SCHON IM VORFELD REGELN?

- Eigene Geburtsurkunden und/oder das Familienstammbuch heraussuchen.
- Beglaubigte Abschriften anfertigen lassen, falls ein Elternteil aus dem Ausland stammt.
- Vaterschaftsanerkennung und Sorgeerklärung durchführen lassen, falls sie nicht verheiratet sind.
- Wenn Sie eine gleichgeschlechtliche Beziehung führen, muss die Mutter, die das Kind nicht ausgetragen hat, einen Antrag auf Adoption stellen, damit sie die gleichen Rechte wie die leibliche Mutter erhält. Leider ist das alles sehr aufwendig und zum Teil diskriminierend.
- Kinderarzt organisieren, falls Sie nach der Geburt ambulant nach Hause gehen möchten, und die Möglichkeit von Hausbesuchen durch den Kinderarzt für die Durchführung der U2 und des Stoffwechsel-Screenings besprechen.
- Kindergärten im Vorfeld ansehen und sich evtl. schon auf die Warteliste setzen lassen.
- Sich bei den Ämtern Ihres Wohnortes über das Aufnahmeprozedere für Kinderbetreuungsmöglichkeiten informieren.
- Ein Buch zum Thema Impfen besorgen.
- Rechtzeitig einen Geburtsvorbereitungskurs buchen, falls Sie einen besuchen möchten.
- Sich um einen Erste-Hilfe-Kurs für Säuglinge und Kleinkinder kümmern.
- Ihre Elternzeit planen! Was können Sie als Familie unternehmen, was würde Ihnen guttun?
- Einen guten Start in die Wochenbettzeit organisieren: Vorkochen, Freunden Aufgaben übergeben: Kochdienst, Putzdienst, Versorgung von Geschwisterkindern oder Haustieren.

EINKAUFSLISTE FÜRS WOCHENBETT

Besorgen Sie ruhig schon ein paar Wochen vor der Geburt die Dinge, die Sie für die Zeit im Wochenbett benötigen. Genauere Infos zu den einzelnen Dingen erhalten Sie nachfolgend.

- [ ] 1 Packung Vlies- oder Flockenwindeln
- [ ] 1 Packung Einweg-Wickelunterlagen
- [ ] 2–3 Packungen Stilleinlagen
- [ ] Stillkissen
- [ ] Pflegeprodukte
- [ ] Funktionale Kleidung
- [ ] Hausapotheke
- [ ] Brustwarzenpflege
- [ ] Sitzbad
- [ ] Coolpacks
- [ ] Handdesinfektionsspray
- [ ] Ringelblumentinktur
- [ ] Schmerzmittel
- [ ] Fieberthermometer
- [ ] _____
- [ ] _____
- [ ] _____
- [ ] _____
- [ ] _____
- [ ] _____

Vlies- oder Flockenwindeln für den Wochenfluss. Besonders in den ersten Tagen nach der Geburt sind diese großen und weichen Binden ohne Klebstreifen ganz angenehm. Schon nach einer Woche können Sie auf eine kleinere Größe umstellen. Achten Sie darauf, dass die Oberfläche atmungsaktiv ist, damit die Haut nicht gereizt wird und Sie sich nicht noch Pilze und Co. anzüchten.

Einweg-Wickelunterlagen: Ein Exemplar dürfen Sie schon mal vorweg ins Hand-schuhfach Ihres Autos legen. Gehen die Wehen los und Sie fahren ins Kranken-haus, legen Sie sich die Unterlage unter den Po. Falls die Fruchtblase springt, läuft auf diese Weise nicht alles in den Autositz. Für Ihr Bett zu Hause können Sie diese Unterlagen auch als Matratzenschutz verwenden, wobei wasserdichte Einlagen aus Baumwolle angenehmer sind.

Stilleinlagen: Stilleinlagen aus Wolle/Seide können zwar sehr angenehm sein, bei offenen und wunden Hautstellen bleiben sie aber auch gerne an der Haut kleben. Lösen Sie dann bitte nie ruckartig die festgeklebte Stilleinlage von der Brust, son-dern gießen Sie etwas Wasser darüber, bis sich die Einlage gut lösen lässt. Bei wun-den Brustwarzen greife ich gerne auf Stilleinlagen mit einem eingewebten Silberfaden zurück, dieser wirkt beruhigend und desinfizierend.

Tipp

Aus Einweg-Stilleinlagen können Sie sich prima einen „**Donut**" basteln. Dieser ist ein guter Helfer bei wunden und „angeknabberten" Brustwarzen.
Schneiden Sie einfach in drei Stilleinlagen mittig ein Loch. Dazu sollten Sie ein Stück Schlauchverband aus der Apotheke besorgen, alternativ kann man auch den Schaft eines sauberen Kniestrumpfes abschneiden. Diesen Verband ziehen Sie durch das Loch der übereinandergelegten Stilleinlagen und krempeln den Verbandsstoff über die Seite nach außen. Fertig ist der Donut, der nun als Ab-standshalter zum BH oder T-Shirt fungiert. Alternativ können Sie auch ein Loch in ein altes T-Shirt schneiden, damit Ihre Brustwarzen ein „Luftbad" ge-nießen können.

Gönnen Sie sich den Kauf eines **Stillkissens**. Es unterstützt enorm eine gute Still-position. Ich finde, dass sich die Anschaffung großer Kissen bewährt hat. Mit Mikro-perlen gefüllt, ist es besonders angenehm, da es sehr leicht ist und keine unangeneh-men Knistergeräusche macht, wenn man darauf schlafen möchte.

Verwöhnen Sie sich in der Schwangerschaft und im Wochenbett mit **hochwertigen Pflegeprodukten**. Die Haut braucht, gerade in der Stillzeit, viel Feuchtigkeit und eine Fußpflege ist immer ein schönes Geschenk, das man sich zur Geburt wünschen kann. Achten Sie darauf, dass Sie im Wochenbett keine stark parfümierten Cremes und Deos verwenden, da Ihr Baby sonst durch den Geruch irritiert werden könnte.

HINWEIS

Apropos Geschenk! Sehr nett fand ich die Idee eines werdenden Großvaters, der seiner schwangeren Tochter eine besondere Freude machen wollte. Er hatte ihr einen „Countdown-Kalender" gebastelt – im Prinzip eine Art Adventskalender für Schwangere. In eine Baby-Badewanne packte er 30 Päckchen mit sinnvollen Klei-nigkeiten, die sich die Tochter, Tag für Tag, einen Monat vor der Geburt heraus-nehmen konnte. Vielleicht ist das etwas, das auch Sie sich von Ihrer Familie wün-schen möchten. Sinnvoller als eine Windeltorte finde ich es auf jeden Fall.

Sowohl während der Schwangerschaft als auch im Wochenbett und der Stillzeit, werden Sie bequeme und **funktionale Kleidung** brauchen, die deswegen aber nicht wie ein Kartoffelsack aussehen muss. Praktisch sind Kleidungsstücke aus Baumwol-le, die vorne geöffnet werden können. Dann können Sie diese auch noch gut in der Stillzeit verwenden.

Stellen Sie sich eine kleine **Mama-Hausapotheke** zusammen. Sie sollte eine Brust-warzenpflege enthalten, eventuell ein Sitzbad aus Eichenrindenextrakt, Coolpacks für die Brust zum Kühlen, Handdesinfektionsspray, Ringelblumentinktur für Aufla-gen am geschwollenen Damm oder der Kaiserschnittnaht sowie ein Schmerzmittel, welches entzündungshemmend, fiebersenkend und abschwellend wirkt. Vergessen Sie auch nicht die Anschaffung eines digitalen Fieberthermometers.

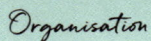
WIR PACKEN EINEN KOFFER! WAS MUSS ALLES MIT IN DIE KLINIK?

Tipp

Packen Sie gemeinsam mit Ihrem Partner die Tasche, so wissen Sie beide, wo alles zu finden ist.

Für die Geburt:

Alte und etwas **größere T-Shirts**, die über den Po gehen, haben sich bewährt. Man kann sie nach der Geburt entsorgen und man ist etwas bedeckt, damit nicht jeder, der zur Kreißsaaltür hereinspaziert, in Ihre Intimsphäre blicken kann. Packen Sie auch einen leichten Bademantel ein. Und unbedingt **warme Socken**, denn kalte Füße während der Geburt tragen nicht zur Entspannung bei. **Badeschlappen** müssen ebenfalls mit in den Koffer. Packen Sie auch für Ihren Partner frische Wechselkleidung, Zahnbürste und Badelatschen ein. Denn auch er oder sie wird es sicherlich als angenehm empfinden, wenn verschwitze Sachen gewechselt werden können.

Musik und **Massage-Öle** sind zwar in jedem Kreißsaal vorhanden, entsprechen aber nicht unbedingt Ihren Hör- und Geruchsvorstellungen. Nehmen Sie also gerne alles von zu Hause mit, was Ihnen vertraut ist und Ihnen guttut.

Ich empfehle Ihnen ein Glas **Instant-Gemüse-Brühe** mitzunehmen. Während der Geburt hat es sich bewährt, gelegentlich mal eine Tasse heiße Brühe zu trinken. Durch den hohen Salzgehalt bekommt man wieder Kraft und die Brühe durchwärmt gut. Urplötzlich leidet man unter der Geburt und im Wochenbett nämlich unter Schüttelfrost. Auch dagegen kann die Brühe sehr gut eingesetzt werden.

Lange und verschwitze Haare während der Geburt sind unangenehm. Packen Sie sich ein paar **Haargummis** ein, damit Sie Ihre Haare nach hinten binden können.

In den Koffer gehört auch eine Waschtasche mit Ihren Kosmetikartikeln und einem **Lippenpflegestift**, da die Lippen unter der Geburt etwas trocken werden können.

Für das Wochenbett:

Mehrere **Hemden oder Schlafanzüge**, die man nach vorne hin öffnen kann. Eine **dünne Strickjacke**, damit man sich und die Brüste vor Zugluft schützen kann und der Schulterbereich gut warm gehalten werden kann. Das tut dem Busen gut.

Gerne empfehle ich die Mitnahme eines **großen Badehandtuches**, da die Klinikmatratzen mit einer Plastikfolie ummantelt sind, auf der man, gerade im Sommer, noch mehr schwitzt. Lassen Sie sich das Tuch auf Ihr Bett legen. Das ist sehr angenehm.

Als besonders gutes Helferlein bitte ich immer um die Bereitstellung eines **breiten Tuches**. Damit kann man nach der Geburt den Bauch wickeln, was sehr angenehm ist. Man bekommt ein wenig Stabilität. Der noch große Bauch wird gut gestützt und es hat außerdem einen positiven Effekt für die Rückbildung der Gebärmutter. Wer es etwas praktischer haben möchte, kann sich eine **Stützmiederhose** oder **Bauchgurte** für die Zeit nach der Schwangerschaft besorgen.

Packen Sie sich ruhig auch eine Box mit **Kosmetiktüchern** ein. In manchen Kliniken gibt es auf der Wochenbettstation nur hartes Toilettenpapier, was unangenehm auf der strapazierten Haut ist. Gönnen Sie sich den kleinen „Klo-Luxus".

Ein **Notizbuch,** damit Sie sich unter der Geburt und danach Ihre Gedanken notieren können. Viele Eindrücke verblassen schnell und man kann sich an einige Begebenheiten gar nicht mehr erinnern. Schreiben Sie es sich am besten zeitnah auf. Alternativ bitten Sie Ihren Partner darum, dieses für Sie zu tun.

Vergessen Sie auch nicht Ihren **Mutterpass,** Ihre **Versichertenkarte** und die benötigten Papiere, wie das **Familienstammbuch** oder **die eigenen Geburtsurkunden** zur standesamtlichen Anmeldung Ihres Kindes.

Ein ganz wichtiger Punkt ist das Thema **Essen!** Packen Sie kleine Energielieferanten ein. Müsliriegel, Bananen, Schokolade, Traubenzucker, ein belegtes Brot (wohl mehr für den werdenden Papa), Salzbrezeln, Ihren Lieblingstee oder auch eine Thermoskanne mit leckerem Kaffee für Ihren Partner. Das alles kann unter der Geburt und danach gut gebraucht werden.

Für Ihr Baby:

Für Ihr Baby benötigen Sie **eine Garnitur Kleidung**, um die Klinik zu verlassen. Packen Sie sich einen Body (kurz oder lang, je nach Jahreszeit), ein Hemdchen, einen Strampelanzug oder eine Jersey-Hose, ein leichtes Jäckchen (Sommer), einen Woll-Walk-Anzug oder Thermoanzug (Winter), Frottee- und Wollsocken, ein Mützchen (Häubchen) jeweils in Größe 50/56 ein. In der Klinik wird Ihr Baby mit Klinikkleidung ausgestattet, Windeln und Pflegeprodukte müssen Sie ebenfalls nicht mitnehmen. Das Gleiche gilt übrigens auch für Hygieneprodukte, die Sie als Mama benötigen. Von Binden über Netzhöschen und Stilleinlagen. Sie werden mit allem versorgt.

Wenn Sie sich bereits eine **Babydecke** gekauft haben, nehmen Sie diese bitte mit zu sich ins Bett und schlafen auf ihr. Dann kann die Decke schon Ihren Geruch annehmen, mit dem Ihr Baby vertraut ist. Auch diese Decke darf mit in die Kliniktasche!

Für die Heimfahrt brauchen Sie einen **Kinderautositz**. Diese haben meist eine Sitzverkleinerung, sodass ein Neugeborenes sicher verpackt die Heimreise antreten kann. Legen Sie im Sommer bei dunklen Stoffbezügen ein kleines Frotteehandtuch in den Sitz, da sich dunkle Bezüge schnell aufheizen. Im Winter kommt am besten ein Thermosack in den Sitz, der Ihr Baby kuschlig warm hält. Ein zusätzlicher Schneeanzug ist nicht nötig. Sie als Mama sollten auf das Tragen des Autositzes samt Inhalt in den ersten Wochen verzichten. Ihr Körper ist noch sehr strapaziert und Ihr Beckenboden hat schwere Last nicht gerne. Als Faustregel gilt die 5-kg-Grenze. Diese sollten Sie nicht überschreiten, nach einer Kaiserschnittgeburt erst recht nicht. Lassen Sie Ihren Partner tragen, das wird er oder sie sicher gerne übernehmen. Sollten Sie alleine sein, nehmen Sie einen Buggy mit Steckadapter für die Schale mit.

HINWEIS

Ich beobachte häufig, dass Autositze samt Baby auf den Fußboden gestellt werden. Zum Beispiel um das Auto zu beladen oder noch schnell etwas am Schwesterntresen zu klären. Bitte machen Sie das nicht! Ihr Baby liegt in der Zugluft und bekommt unter Umständen noch ein paar Klinikkeime mit auf den Weg. Stellen Sie auch im Auto die Klimaanlage ab und achten Sie darauf, dass es keinen Durchzug gibt.

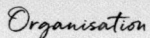

Hier finden Sie noch einmal alles Nötige zum Abhaken

- ☐ Größere T-Shirts
- ☐ Warme Socken
- ☐ Badeschlappen
- ☐ Wechselwäsche für Partner
- ☐ Musik
- ☐ Massageöl
- ☐ Instant-Brühe
- ☐ Haargummis
- ☐ Lippenpflegestift
- ☐ Hemden/Schlafanzüge
- ☐ Dünne Strickjacke
- ☐ Großes Badetuch
- ☐ Breites Tuch (für den Bauch)
- ☐ Kosmetiktücher
- ☐ Notizbuch und Stift
- ☐ Mutterpass
- ☐ Versichertenkarte
- ☐ Familienstammbuch/Geburtsurkunden
- ☐ Ausreichend zu essen
- ☐ 1 Garnitur Kleidung für das Baby
- ☐ Babydecke
- ☐ Kinderautositz
- ☐ Ggf. Buggy

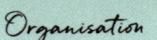

WER MUSS AUF DIE TELEFONLISTE?

Damit Sie schnell alle Ansprechpartner parat haben, erstellen Sie sich schon im Vorfeld der Geburt eine Telefonliste, die Sie als Kopie auch an den Kühlschrank heften können.

KREIßSAAL _____

HEBAMME _____

GROßELTERN _____

_____

FREUNDE _____

_____

_____

NACHBARN _____

_____

KINDERARZT _____

KRANKENTRANSPORT _____

TAXI _____

LIEFERDIENSTE _____

_____

Wichtige Notizen für Tag X

BÜROKRATIE – LÄSTIG, ABER WICHTIG!

Es ergibt durchaus Sinn, sich schon in der Schwangerschaft mit **Antragsformularen** auseinanderzusetzen. Gelegentlich merkt man nämlich, dass man alleine nicht weiterkommt, sodass man sich Hilfestellungen geben lassen muss. Gerade der Elterngeldantrag ist sehr knifflig und ist erst mal ein Kästchen falsch angekreuzt, ist es sehr aufwendig, alles wieder rückgängig zu machen.

Der Paritätische Wohlfahrtsverband, die Caritas, Pro Familia oder Bezirksämter sowie Landratsämter helfen weiter. In einigen Bundesländern gibt es auch Telefon-Hotlines, z. B. bei der Landeskreditbank, die für die Elterngeldanträge in Baden Württemberg zuständig ist.

Grundsätzlich brauchen Sie keine Ämter mehr aufzusuchen, um die Anträge abzuholen. Sie geben einfach im Internet die Stichwörter Elterngeld- oder Kindergeldantrag und Ihr Bundesland ein, dann ploppen auch schon die Formulare hoch: ausdrucken, mit oder ohne Hilfe ausfüllen und fertig! Abschicken kann man die Anträge erst, wenn die Geburtsurkunden vorliegen. Je nach Standesamt kann die Erstellung der Urkunde tatsächlich mehrere Wochen benötigen.

Lassen Sie sich von Ihrer Hebamme oder Gynäkologin eine **Bescheinigung** über den voraussichtlichen **Geburtstermin** geben. Gemeinsam mit dem Antrag auf Mutterschaftsgeld, den Sie von Ihrer Krankenkasse bekommen, schicken Sie diese dorthin zurück. Beantragt wird das **Mutterschaftsgeld** spätestens sieben Wochen vor dem Entbindungstermin. Die Krankenkasse zahlt bei gesetzlich Versicherten 13 € pro Tag. Der Arbeitgeber muss Ihnen dann den Betrag aufstocken. Als Grundlage wird der Durchschnitt des Nettogehalts der letzten 3 Monate gerechnet. Wer privat versichert ist, erhält eine einmalige Zahlung vom Bundesversicherungsamt und keinen Tagessatz. Sie werden für den Zuschuss durch den Arbeitgeber so behandelt, als seien Sie gesetzlich versichert. In Summe erhalten Sie weniger als Ihr vorheriges Nettogehalt. Ist man selbstständig und gesetzlich versichert, erhalten Sie Mutterschaftsgeld, wenn Sie Anspruch auf Krankengeld haben. Ist man über seinen Partner familienversichert, hat man keinen Anspruch auf Mutterschaftsgeld.

Das **Elterngeld** entspricht 60 % des Nettogehalts, es wird durch den Bezug des Mutterschaftsgeldes in den ersten 8 bzw. 12 Wochen gekürzt. Beide Gelder werden also nicht parallel voll ausgeschüttet. 12 Wochen Mutterschaftsgeld erhalten Frauen mit Mehrlingen oder Babys unter 2600 g Geburtsgewicht.

Der **Mutterschutz** umfasst 6 Wochen vor und 8 Wochen nach der Geburt. Bei Mehrlings- oder Frühgeburten verlängert er sich auf 12 Wochen. Auf den Mutterschutz vor der Geburt kann eine angestellte Arbeitnehmerin verzichten. Auf die Schutzfrist danach nicht. Für Selbstständige gelten keine Mutterschutzregelungen.

Nicht in jedem Fall ist der positive Schwangerschaftstest ein Grund zur Freude, da die schlechte finanzielle Situation die Frage offenlässt „Schaffen wir das überhaupt?". Es gibt durchaus ein wenig **Hilfe vom Staat**, wenn man nur ein geringes oder gar kein Einkommen hat. Die Jobcenter und Sozialämter sind für diese Fälle zuständig. Reicht das Geld vom Staat nicht, hilft die **Bundesstiftung Mutter und Kind**. Die Caritas hilft dann in den Schwangerschaftsberatungsstellen, den Fall zu überprüfen und Hilfestellungen zu geben. Ebenfalls helfen können Länderstiftungen. Auch dafür ist die Caritas der richtige Ansprechpartner. Katholische Beratungsstellen bieten ebenfalls Fonds-Unterstützungen an.

Nicht immer ist der eigene Arbeitgeber besonders höflich, wenn man seine Schwangerschaft kundtut. Werfen Sie bei Gelegenheit einen Blick ins **Mutterschutzgesetz**, das auch den Kündigungsschutz einer Schwangeren regelt. Hier sind außerdem Dinge festgelegt, die Sie vor bestimmten Belastungen schützen sollen und durch die Sie Ihre Schwangerschaft auch gefährden könnten. Ein etwaiges **Arbeitsverbot** stellt Ihnen Ihr Arzt aus. Die gute Nachricht dabei ist, Ihr Lohn wird weitergezahlt.

Kommen Sie mit **giftigen Substanzen** oder **Röntgenstrahlen** in Kontakt? Müssen Sie **schwere Lasten** heben oder sind sonstigen Belastungen ausgesetzt, z. B. langem Stehen, weil Sie als Verkäuferin arbeiten? Das alles ist nicht erlaubt. Ihrem Arbeitgeber sollten Sie in diesen Fällen frühzeitig informieren, damit Sie auch wirklich diesem Schutz unterstehen.

Bald geht's los!

DIE GEBURT STEHT BEVOR

WAS KANN ICH TUN, UM DIE WEHENTÄTIGKEIT ANZUREGEN UND BEI DER GEBURT ZU HELFEN?

Nun haben Sie schon ganz viele Dinge organisiert und es ist eine Menge Zeit vergangen, sodass es endlich losgehen und Ihr Baby auf die Welt kommen kann. Ich verstehe, wenn Sie ungeduldig werden! Man kann es einfach nicht abwarten, man ist so neugierig und will endlich wissen, wie das eigene Baby aussieht, was das für ein kleiner Mensch ist. Abgesehen davon ist man es langsam leid, den dicken Bauch durch die Gegend zu „kugeln", da alles beschwerlich ist. Wie können Sie also selbst dazu beitragen, dass der Startschuss fällt?

Essen Sie gerne thailändisch?

Ist Ihr Körper startklar und auf Geburt „eingestellt", können diese Tipps bestimmt einen kleinen Beitrag in Richtung Wehenerfolg bringen. Die Wehen auslösenden Varianten bitte erst ab Entbindungstermin durchführen.

Gerichte mit **Ingwer** und **scharfen Gewürzen** bringen die Darmperistaltik in Bewegung, wovon auch die Gebärmutter etwas hat. Durch die unmittelbare Nähe beider Organe zueinander, wird die Gebärmutter durch die starken Darmbewegungen mit Kontraktionen reagieren. Vielleicht haben Sie auch Lust auf einen **Chai-Tee**? **Zimt**, **Ingwer**, **Kardamom** in vernünftigen Maßen in der typischen Weihnachtskonstellation können ebenfalls Kontraktionen unterstützen und auslösen.

Haben Sie schon mal etwas von einer Eipol-Lösung gehört?

Bei leicht geöffnetem Muttermund kann man versuchen, die Eihaut vom Muttermundrand zu lösen. Es ist nicht besonders angenehm und kann auch leichte Blutungen auslösen. Bewirkt wird dadurch eine Hormonausschüttung, mit deren Hilfe Wehen ausgelöst werden können.

Vielleicht stehen Sie auch mit Ihrer Hebamme in Kontakt und sie wird Ihnen eine **Akupunktursitzung** anbieten. Man kann diese ab der 36. Schwangerschaftswoche durchführen. Es werden Punkte genadelt, die eine auflockernde Wirkung auf die Muskulatur und das Bindegewebe haben. Die Eröffnungsphase kann man in der Regel dadurch etwas abkürzen.

Heublumen-Dampfbäder können ebenfalls Wehen auslösen und machen den Damm elastisch. Besorgen Sie sich dafür aus dem Reformhaus eine Tüte Heublumen. Eine gute Hand davon geben Sie in einen alten Kochtopf und übergießen das Ganze mit heißem Wasser. Der alte Kochtopf wird in die Toilette gestellt und Sie setzten sich für 10 Minuten über die aufsteigenden Dämpfe. Wickeln Sie sich dabei eine Decke um den Bauch, damit die Dämpfe nicht zur Seite entweichen können. Vielleicht haben Sie im Anschluss noch Lust auf eine **Dammmassage**. Das bietet sich an, da dann das Gewebe besonders weich ist. Sie führen dazu einen Finger, der mit einem Vitamin-E-haltigen Öl wie **Weizenkeimöl** benetzt ist, ca. 2–3 cm in die Vagina ein. Sie ziehen nun das Gewebe nach hinten in Richtung Anus und versuchen, gegen den Schmerz zu atmen. Sie werden mit der Zeit bemerken, dass das Gewebe immer elastischer wird.

Sehr gute Erfahrungen habe ich auch mit **Leinöl** gemacht. Ich empfehle meinen Frauen die Einnahme eines Esslöffels pro Tag schon während der Schwangerschaft. Das Leinöl hat eine besonders gute Wirkung auf die Schleimhäute. Es bildet sich eine Art „Rutschbahn" in der Vagina, die Ihr Baby gut nach außen bringt. Es ist also wie der „rote Teppich" für Ihr Baby.

Von der **Rhizinusöl-Variante** im „Alleingang" halte ich nicht sehr viel. Besprechen Sie diese bitte immer mit Ihrer Hebamme.

Wahrscheinlich werden Sie nicht sonderlich begeistert sein, wenn Ihr Baby sich nicht auf den Weg machen will. Manchmal ist es zum Verzweifeln und anstrengend noch dazu. Man darf nicht vergessen, dass der errechnete Entbindungstermin der Termin ist, an dem die meisten Kinder **nicht** zur Welt kommen. Versuchen Sie, sich die verbleibenden Tage bis zur Geburt noch so angenehm wie möglich zu machen, bevor man in der Klinik vielleicht eine Geburtseinleitung vorschlägt oder Ihr Baby von alleine kommt.

Eine **Einleitung** wird man, je nach Klinik, 5–10 Tage nach dem E.T. vorschlagen. Verschiedene Parameter spielen dabei eine Rolle. Etwas mehr Zeit gibt man den Frauen, bei denen man der Plazenta noch keine „Alterungsprozesse" unter anderem in Form von Verkalkungen nachweisen kann. Sie müssen wissen, dass eine Plazenta auf eine Versorgung von ungefähr 42 Schwangerschaftswochen ausgerichtet ist. Danach verliert sie an Funktion. Gelegentlich macht sie auch schon vorher schlapp, sodass Ihr Baby nicht mehr ausreichend versorgt und außerhalb des Mutterleibs besser aufgehoben ist. Einleitungsvarianten gibt es verschiedene. Ob per Tropf, Zäpfchen, Tablette oder Ballon-Tampon, sie wirken unterschiedlich schnell und gut. Die Kliniken handhaben den Einsatz dieser Mittel auf verschiedene Weise. Fragen Sie deshalb bitte nach.

Gehen Sie davon aus, dass Einleitungsversuche unter Umständen auch ein paar Tage dauern können, wenn der Körper noch nicht wirklich auf Geburt eingestellt ist. Leider kann man in der Geburtshilfe nicht voraussagen, wann was passiert. Es bleibt also immer ein großes Fragezeichen, wann und wie schnell das Baby nun endlich kommen mag.

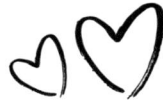

WAS SIND DIE VORZEICHEN EINER BEGINNENDEN GEBURT?

Eine Geburt kündigt sich in der Regel an! Stellen Sie sich das bitte nicht so vor wie im Film! Die Aktrice zuckt zusammen, brüllt: „Es geht los", und schon wenige Zeit später ist das Kind geboren. Ganz falsch! Eine Geburt benötigt vor allem eins: Zeit und Geduld! Stellen Sie sich auf einen Tag ein. Geht es deutlich schneller: wunderbar! Dauert es länger: akzeptieren und nicht darüber ärgern. „Gut Ding will Weile haben". „Gut Ding" ist in diesem Fall Ihr Baby, Ihr großes Geschenk, das Sie nach anstrengender Arbeit erhalten und für das es sich lohnt durchzuhalten.

Folgende Anzeichen können nun also die Geburt ankündigen:

Zeichnungsblutung

Stellen Sie sich Ihre Gebärmutter vor wie einen Luftballon. Der „Schniepel", in den Sie die Luft reinblasen, ist der unterste Teil des Gebärmutterhalses, der in die Scheide hineinragt. Er wird Portio genannt und kann eine Länge von 4–5 cm haben. Die Öffnung für die Luft zum Reinpusten ist der äußere Muttermund. In der Schwangerschaft ist der Gebärmutterhals durch einen **Schleimpfropf** verschlossen, der eine Schutzfunktion für das Ungeborene darstellt. Keime haben es dadurch schwer, nach oben zu gelangen. Ein paar Tage vor der Geburt löst sich dieser Propfen, der auch mit Blut durchsetzt sein kann. Im Muttermund sitzen viele kleine Blutgefäße, die durch sein Öffnen anreißen können. Man spricht von einer Zeichnungsblutung, die völlig normal und nicht besorgniserregend ist. Bei einer sehr starken, regelartigen Blutung müssen Sie bitte möglichst schnell in die Klinik gefahren werden.

Platzen der Fruchtblase

Haben Sie schon einmal Ihr Frühstücksei genauer betrachtet? Was sehen Sie unter der Schale, wenn Sie diese abpulen? Genau! Eine Haut! Bei genauerer Betrachtung sogar zwei Häute, die übereinanderliegen. Es handelt sich um die **Wasser-** und die **Lederhaut**. Beide Häute sind elastisch, gegeneinander verschiebbar und bilden die Hülle für das Fruchtwasser. So sieht das auch bei uns Menschen aus.

Platzt die Fruchtblase im oberen Teil der Gebärmutter, nennt man das **hoher Blasensprung**. Platzt sie vor dem Kopf des Kindes, handelt es sich um einen **tiefen Blasensprung**, der oft sehr eindeutig ist, da man in der Regel klitschnass ist, während die hohe Variante eher einen tröpfelnden Charakter hat. Bis zu einem Liter Fruchtwasser kann man mit sich herumschleppen. Es wird immer nachgebildet und „Trockengeburten" gibt es übrigens nicht. Für Sie kann sich der Blasensprung wie ein „innerer Knall" anfühlen. Ihr Partner, der vielleicht neben Ihnen steht, wird davon nichts bemerken. Es ist wirklich ein komisches Gefühl, das einen ein wenig erschrecken lässt.

Worin unterscheidet man nun Fruchtwasser von Urin? Auch diese Variante muss man in Betracht ziehen, wenn es nicht ganz eindeutig erscheint. Es lohnt sich, an der Flüssigkeit zu schnuppern. Fruchtwasser hat einen eher **süßlichen Geruch**. Es kann diverse Farbvariationen aufweisen. In der Regel von **lind- bis erbsengrün**. In letzterem Fall hatte Ihr Baby Stress und hat seinen ersten Stuhlgang ins Fruchtwasser abgesetzt, was normalerweise nicht der Fall ist – nur Urin wird ins Fruchtwasser abgegeben. Sollten Sie diese Farbveränderung bemerken, lassen Sie bitte eine Klinikhebamme darübersehen.

Fruchtwasser hat immer einen basischen **pH-Wert von 6,5**. Durch Indikatorstäbchen oder Testhandschuhe – beides erhalten Sie in der Apotheke – kann man diesen Wert zu Hause selbst bestimmen.

Können Sie **kleine weiße Flöckchen** erkennen? Das ist abgegangene Käseschmiere, durch die die Haut Ihres Babys geschützt wird. Diese löst sich zum Ende der Schwangerschaft ab und schwimmt, wie kleine Schneeflocken, im Fruchtwasser herum. Im Gegensatz zu Urin kann man den Fruchtwasserstrahl nicht durch Anspannen des Beckenbodens anhalten. Es läuft und läuft und läuft.

Auch **Durchfall** und **Erbrechen** können übrigens eine Geburt ankündigen. Der Körper schafft sich quasi Platz, der ihm vielleicht durch einen vollen Darm fehlen würde. Das wäre dann auch Sinn eines **Einlaufs**, den Ihnen eventuell die Kollegin im Kreißsaal anbieten würde, falls Sie schon mehrere Tage vor der Geburt nicht mehr auf die Toilette gehen konnten. Falls Ihnen dies unangenehm ist, können Sie sich auch zu Hause vor der Geburt selbst einen Einlauf machen. Die Klistiere dafür bekommen Sie in der Apotheke.

WAS IST EINE WEHE?

Ich komme noch einmal auf den Luftballon zurück.

Die Gebärmutter (Uterus) ist ein Muskelkörper, der sich zusammenziehen (kontrahieren) kann. Im nichtschwangeren Zustand ist der Uterus ungefähr sieben Zentimeter groß, sieht aus wie eine Birne und ist hinter dem Schambein versteckt. Bis zum Rippenbogen kann sich der Muskelkörper in der Schwangerschaft „auswalzen". Das entspricht ungefähr einer Länge von 36 Zentimetern. Ich finde, der Uterus und die Plazenta sind zwei richtige „Wunderwerke der Natur".

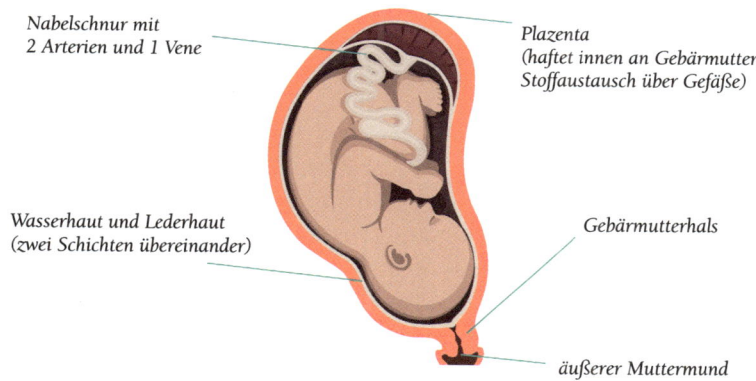

Nabelschnur mit
2 Arterien und 1 Vene

Plazenta
(haftet innen an Gebärmutter,
Stoffaustausch über Gefäße)

Wasserhaut und Lederhaut
(zwei Schichten übereinander)

Gebärmutterhals

äußerer Muttermund

Stellen Sie sich vor, Sie drücken nun Ihren Luftballon oben zusammen, dann wird sich unten der „Aufpustschniepel", Ihr Gebärmutterhals, verkürzen und die Öffnung für die Luft wird sich peu à peu vergrößern und zwar auf 10 cm. Das ist die Größe, die Ihr Baby an Platz braucht, um geboren werden zu können. Diese Kontraktionen der Gebärmutter werden Wehen genannt.

Nun gibt es mehrere Arten von Wehentätigkeit.
Schon in der Schwangerschaft übt Ihre Gebärmutter ungefähr ab der 20. Woche mit **harmlosen Wehen**, die bis zu zehnmal am Tag auftreten können und die eine bessere Durchblutung der Gebärmutter bewirken. Der Muttermund wird dadurch in der Regel nicht geöffnet. Nimmt die Häufigkeit zu, sprechen Sie bitte mit Ihrem Arzt oder Ihrer Hebamme darüber.

Um die 36. Woche treten **Senkwehen** auf. Ihr Baby tritt mit dem vorangehenden Teil schon in den Beckeneingang ein. Zum Teil sind diese Wehen etwas schmerzhafter und halten schon mal bis zu 40 Sekunden an. Die Gebärmutter sinkt dadurch etwas ab. Meistens fällt es anderen auf, wenn sie Sie im Profil betrachten. Der Bauch hängt plötzlich viel tiefer. Der Vorteil ist: Sie können wieder besser Luft holen, leiden weniger unter Sodbrennen und können wieder mehr essen. Leider müssen Sie aber häufiger auf die Toilette, da das Baby noch mehr auf die Blase drückt.

Eröffnungswehen sind Wehen, die eine vollständige Öffnung des Muttermundes bewirken und das Baby tiefer ins Becken treten lassen. Leider nimmt mit zunehmender Öffnung auch die Schmerzintensität zu. Zu Beginn können diese Wehen noch sehr unregelmäßig auftreten und werden dann immer rhythmischer, wobei auch physiologische Pausen (Latenzphasen) auftreten können. In der Regel kann eine Eröffnungswehe bis zu einer Minute anhalten.

Kommen die Wehen regelmäßig alle fünf Minuten, können Sie sich auf den Weg in die Klinik machen. Beginnen die Wehen in der „Rush Hour", brechen Sie besser früher auf. Auch wenn Sie Ängste haben oder sich zu Hause nicht mehr wohlfühlen, fahren Sie ruhig los. Die Hebamme wird Sie nicht schief ansehen, sondern wird Ihre Sorgen verstehen und Sie beruhigen können.

Austreibungs- oder **Presswehen** sind sehr starke Wehen, die Sie Ihrem Ziel, nämlich Ihrem Baby, näher bringen. Da Sie endlich das Gefühl haben werden, aktiv zu werden und mitpressen zu können, wird diese Phase zwar als anstrengend, aber als körperlich besser verkraftend wahrgenommen. Bis zu 100 Sekunden kann eine Austreibungswehe anhalten. Am schmerzhaftesten ist dann die Geburt des Kopfes, der das größte und härteste Teil ist. Ist dieser geboren, ist der Rest, mit Verlaub gesagt, ein „Klacks". Zum Glück hört der starke Schmerz sofort auf, sobald die Geburt beendet ist, und erfreulicherweise kann man sich an Geburtsschmerzen nicht mehr erinnern. Eine Geburt tut wahnsinnig weh, das lässt sich leider nicht beschönigen.

Ist Ihr Baby nun auf der Welt, hören die Wehen noch nicht sofort auf. Sie sind aber in der Regel gut auszuhalten. Für die Geburt der Plazenta muss sich die Gebärmutter wieder zusammenziehen, damit die Blutgefäße der Plazenta, die sich in die Gebärmutterinnenwand gebohrt und damit den Stoffaustausch vom und zum Baby gewährleistet haben, gekappt werden. Dadurch löst sie sich und kann geboren werden. Man nennt sie **Nachgeburtswehen**. Damit die Gebärmutter wieder klein wird wie eine Glühbirne und hinter dem Schambein verschwindet, benötigt sie Nachwehen. In den ersten 2–3 Tagen nach der Geburt können diese verstärkt spürbar sein. Je mehr Kinder man bekommt, umso stärker werden sie. Der Uterus ist durch die Kinderschar leider etwas „ausgeleiert" und braucht daher mehr Wehenkraft, um wieder klein zu werden.

Und zu guter Letzt gibt es noch die Kategorie **Stillwehen**. Schon wieder etwas, das uns Frauen piesackt. Immer dann, wenn wir unser Baby an die Brust legen, werden diese ausgelöst, fördern aber damit die Rückbildung des Uterus. Also nicht ärgern! Es ist alles für einen guten Zweck. Zur Not dürfen Sie ein Schmerzmittel einnehmen oder Sie legen sich, wenn es schon geht, für 20 Minuten auf den Bauch. Das tut Ihnen bestimmt gut!

So, nun wissen Sie, was eine Wehe ist, aber noch nicht, wie sie entsteht!
Wer gibt denn nun den Startschuss für die Geburt?
Ihr Baby! Durch einen „Hormon-Cocktail", der zwischen Mutter und Kind hin und her wandert und dazu führt, dass das mütterliche Zwischenhirn (Hypothalamus) Oxytocin freisetzt. Das Oxytocin wirkt zusammenziehend auf die Gebärmutter. Der Startschuss ist gesetzt, die Geburt beginnt!

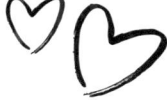

Der Geburtstag

STEHT VOR DER TÜR!

Viele Frauen fragen mich, ob sie wirklich bemerken werden, wenn es losgeht. Ich kann das in der Regel immer bejahen. Man hat als Mutter ein Gefühl dafür, dass genau an diesem Tag etwas anders ist und sich das Kind auf den Weg macht. Die Wehen der Vortage waren vielleicht schon mal heftig und regelmäßig, haben dann aber nach einem entspannenden Vollbad wieder aufgehört. Am Tag X bleiben die Kontraktionen, werden immer stärker und die Abstände immer kürzer. Vielleicht kennen Sie das Gefühl von Regelschmerzen? In diese Richtung geht der Schmerzcharakter von Geburtswehen, nur viel, viel stärker.

ABLAUF DER GEBURT – EIN SCHNELLDURCHLAUF

Wehen können in die Beine und auch sehr stark in den unteren Rücken ausstrahlen. Tritt das Köpfchen tiefer, hat man das Gefühl, es bricht einem das Becken auseinander. Keine Angst! Das passiert natürlich nicht! Ihr Becken ist anatomisch so gebaut, dass ein Kind, auch wenn es eine kleine Walküre zu werden scheint, gut hindurchpasst. Die Natur hat nämlich Folgendes für Sie vorgesehen:
An Ihrem Schambein gibt es mittig eine kleine knorpelige Verbindung, die durch die hormonellen Veränderungen in der Schwangerschaft aufweicht. Ihr Steißbein ist in der Lage, sich um 2 cm nach hinten zu biegen und die Fugen an den Darmbeinschaufeln lassen ebenfalls ein wenig Spielraum zu.

Auch Ihr Baby ist ein kleines Wunderwerk!

Die Schädelplatten Ihres Babys sind nämlich noch nicht verwachsen. Durch die zwei Fontanellen (Knochenlücken am vorderen und hinteren Kopfteil), die mit den Schädelnähten verbunden sind, können sich die Schädelplatten während der Geburt übereinanderschieben. Der Kopfumfang wird somit verringert und Ihr Baby kann sich besser durch Ihr Becken schrauben. Genau, Sie haben richtig gelesen: schrauben. Ihr Baby rutscht nämlich nicht einfach durch Ihr Becken, sondern muss sich wie eine Schraube hindurchdrehen. In der Regel hat es dabei sein Kinn auf der Brust.

Die Geburt des Kopfes erfolgt, indem sich Ihr Baby mit seinem Hinterhaupt, dort wo der spätere Haaransatz sein wird, am Unterrand Ihrer Symphyse „einhakt". Man spricht vom „Stemmpunkt". Nun streckt das Baby sein Köpfchen und wird dadurch geboren. Dieser Vorgang kann manchmal etwas länger dauern, da die Babys mit ihrem Kopf das Gewebe dehnen. Das heißt, dass ein kleines Stück des Köpfchens sichtbar wird und dann wieder verschwindet. Raus, rein, raus, rein! Jedes Mal wird das Gewebe ein wenig weicher und schützt unter Umständen vor Verletzungen am Damm. Sollte die Hebamme bemerken, dass das Dammgewebe sehr fest ist oder diffus zu reißen droht, wird sie vielleicht einen Dammschnitt machen. Das bedeutet, dass das Gewebe zwischen Vagina und After eingeschnitten wird, um es zu entlasten. Eine nicht so tolle Vorstellung, das gebe ich offen zu. Machen Sie sich bitte keine Gedanken darum! Ihre Hebamme wird den Schnitt nur während einer Wehe machen, das bedeutet, dass das Gewebe sehr stark gedehnt sein wird und Sie es kaum merken. Etwas unangenehmer ist die Versorgung danach. Der Schnitt oder Riss muss natürlich versorgt werden. Dies geschieht immer unter lokaler Betäubung. Durch eine gute Pflege nach der Geburt, nämlich Sauberhalten, regelmäßiger Vorlagenwechsel und Entlastung, werden Sie schon nach wenigen Tagen keine Schmerzen mehr spüren.

ZWISCHENMENSCHLICHE BEZIEHUNGEN – WENN DIE CHEMIE ZUR HEBAMME NICHT STIMMT

Sie kennen sicherlich diesen Satz: Der erste Eindruck zählt.

Wie wird es sein am Tag X? Sie klingeln an der Kreißsaaltür und eine Kollegin öffnet Ihnen. Sie sehen sich an und gewinnen einen ersten Eindruck. Ist die Person, die Ihnen gegenübersteht, sympathisch, warmherzig, Ihnen zugeneigt? Oder ist es der „Kreißsaal-Drachen"? Mürrisch, übernächtigt, wortkarg? Wann immer Sie das Gefühl haben, da stimmt was nicht, und Sie fühlen sich nicht wohl, bitte sagen Sie etwas. Eventuell gibt es die Möglichkeit, dass die Kolleginnen wechseln. Unter Umständen steht auch kurze Zeit später ein Schichtwechsel an, sodass sich das Problem ohnehin von alleine lösen wird. Falls aber nicht, kann eine Person, mit der man sich nicht wohlfühlt, auch eine Geburtsbremse sein. Man kann sich nicht öffnen, weil man nicht vertraut. Trauen Sie sich daher, etwas zu sagen. Vielleicht hat das die Kollegin gar nicht so wahrgenommen und ist wirklich nur fix und fertig vom Dienst. Die Fronten sind dann geklärt und man kann sich wieder voll dem „Gebären" widmen.

DIE ROLLE DER BEGLEITPERSON

In vielen Beziehungen ist es klar, dass der Partner zur Geburt mitkommt. Manche Partner zweifeln aber, fühlen sich unsicher, haben vielleicht Angst. Es ist sinnvoll durch ein aufklärendes Gespräch mit der Hebamme diese Ängste zu nehmen oder einen Kompromiss zu finden, mit dem sich beide Partner gut fühlen. Sie müssen sich als ängstliche Begleitperson nicht verpflichtet fühlen, von Anfang bis Ende dabei zu sein. Mir war es immer lieber, ein Partner hat geäußert, kein Blut sehen zu können. Dann haben wir ihn von Anfang an anders positioniert oder auch mal rausgeschickt, bevor wir ihn auf der Trage herausrollen mussten. Gelegentlich haben wir es aber auch vergessen, der Partner hat seine Angst überwunden und war das stolzeste Elternteil der ganzen Station. Wie dem auch sei, hat man sich dafür entschieden, bei der Geburt dabei zu sein, sollte man sich auch seiner Partnerin gegenüber verpflichtet fühlen, sie tatsächlich zu unterstützen.

Sie sind Motivator, Tröster und neben der Hebamme „Fels in der Brandung".

Sie kennen Ihre Frau besser als Ihre Hebamme und werden schon an kleinen Gesten und Zwischentönen erkennen, was gebraucht wird. Angefangen von einer Massage im Lendenwirbelbereich, über Trösten und Mutmachen bis zur regelmäßigen Versorgung mit Getränken. Alles wird gebraucht und dankbar angenommen. Sollte Sie Ihre Frau mal unwirsch wegschieben, nehmen Sie es ihr nicht krumm. Irgendwann ist der Punkt erreicht, an dem Ihre Frau vielleicht keine Berührungen und Massagen mehr möchte, weil sie sich voll auf den Schmerz konzentriert. Warten Sie einfach ihren nächsten Wunsch ab, dann kommen Sie wieder zum Einsatz.

Vergessen Sie auch nicht, sich um sich selbst zu sorgen. Gehen Sie zwischendurch mal raus, auch wenn es nur eine kleine Pause für den Schokoriegel aus dem Automaten ist. In der Endphase werden Sie aber definitiv gebraucht, sonst verpassen Sie vielleicht für die Schokolade die Geburt. Das wäre ja schade!

Sehr schön finde ich es, wenn die Partner Ihre Kinder abnabeln können. Es ist ein symbolträchtiger Akt. Völlig harmlos, aber trotzdem von Bedeutung. Ihre Frau hat Ihr Kind ausgetragen und Sie durchtrennen diese Verbindung. Sie müssen nicht von alleine zur Schere greifen, Ihre Hebamme erklärt Ihnen genau, wie was gemacht wird.

Trauen Sie sich, Ihr Baby anzufassen, es Ihrer Frau auf den Bauch zu legen und mit einem vorgewärmten Handtuch zuzudecken. Legen Sie sich ruhig dazu, wenn alle Fruchtwasserpfützen beseitigt sind, und kuscheln gemütlich zu dritt. Ihnen wird genug Zeit dafür gelassen, wenn mit Mutter und Kind alles in Ordnung ist.

Bitte würdigen Sie diesen außerordentlichen Kraftakt Ihrer Frau. Man hat als Frau lange damit zu tun, sich wieder in die Spur zu bringen. Die Hormone spielen einige Streiche mit einem und die Tränen rollen ohne erkennbaren Grund. Dazu kommen noch die körperlichen Veränderungen, die man manchmal gar nicht akzeptieren möchte. Vielleicht hat sich die Haut verändert und ist gerissen, der Bauch ist weich und ausgeleiert und dazu kommt die Veränderung der Brust. Akzeptieren Sie Ihre Frau so, wie Sie ist, und sprechen Sie ihr gut zu, dass sich auch alles wieder ändern wird, aber Zeit benötigt. Man kann von der Zeit ausgehen, die man schwanger gewesen ist. Also 40 Wochen als Faustregel. Dann passen alte Hosen oft wieder. Unterstützen Sie Ihre Frau auch dabei, an einem Rückbildungskurs teilzunehmen. Wenn möglich, übernehmen Sie in dieser Zeit die Aufsicht Ihres Babys. Natürlich muss man sich zu solch einem Kurs oft aufraffen, weil man übermüdet ist. Der Körper aber dankt es einem und spätestens, wenn man in die Wechseljahre kommt, halten sich die Beckenbodenbeschwerden dadurch in Grenzen.

Sehen Sie Ihre Frau völlig schief und krumm stillend mit Ihrem Baby auf dem Sofa sitzen, dürfen Sie sie ruhig sanft zu einer aufrechten Körperhaltung ermuntern. Davon profitiert auch der Beckenboden.

Bitte übernehmen Sie alle schweren Einkäufe und lassen Sie Ihre Partnerin nichts über 5 kg heben. Besonders Autositze mit Baby, die sich Mütter gerne in die Armbeuge hängen, sind absolutes Gift für den Beckenboden. In dem Fall dürfen Sie einen Sprint einlegen und mahnend die Babyschale übernehmen.

Tipp

Wenn ich hier einen kleinen Tipp geben darf: Eine frisch entbundene Mutter freut sich nicht nur über einen Strauß Blumen vom Partner, sondern auch über ein Schmuckstück, das Sie darin verstecken können. Ein Andenken, das ein Leben lang bleibt, auch wenn die Kinder längst ausgeflogen sind.

BETREUUNG – ATMUNG – SCHMERZMITTEL

Alle genannten Begriffe haben einen Bezug zueinander. Besonders die Betreuung steht in direktem Zusammenhang zum Thema Schmerzmittel. Man kann sich diese eventuell ersparen, wenn man eine gute Unterstützung durch die Hebamme und den Partner hat, die Sie durch die Geburt hindurchleiten werden. Die Ihnen Ihre Ängste nehmen, Ihnen sagen, dass alles in Ordnung ist, so wie es gerade ist, und dass alles normal verläuft. Die Sie in die richtige Position bringen, damit Sie möglichst aufrecht und mit Hilfe der Schwerkraft Ihr Kind gebären können. Die Ihnen durch eine gute Atemtechnik dabei helfen, gegen den Schmerz anzukämpfen, ihn anzunehmen und mit jeder Wehe Ihrem Kind ein Stück näher zu kommen.

Ich habe hier eine kleine Übung für Sie, die Sie für sich im „stillen Kämmerlein" ausprobieren können. Hierzu vorab ein paar Infos:

Zu Beginn der Eröffnungsperiode werden Sie wohl sehr gut mit der Einatmung durch die Nase und dem Ausatmen durch den Mund während der Wehe klarkommen. Ist die Wehe vorbei, atmen Sie nochmals tief ein und dann normal weiter. Der Sinn ist, Ihr Baby besser mit Sauerstoff zu versorgen. Unter der Wehe werden die Versorgungsgefäße zusammengedrückt und die Sauerstoffzufuhr ist gedrosselt. Das kann man durch die intensive Einatmung nach der Wehe kompensieren. Ist der Muttermund 5–6 cm geöffnet, wird die Schmerzqualität schon anders sein. Auf eine Einatmung wird, meist automatisch, laut auf einen Ton ausgeatmet. Hervorragend! Scheuen Sie sich nicht! Nur raus mit den Vokalen A, O, und U.
Stellen Sie sich eine Verbindung zwischen Ihrem Muttermund und Ihrem Mund im Gesicht vor. Bin ich im Gesicht und der Mundpartie entspannt, geht tatsächlich auch der Muttermund besser und oft auch schneller auf. Machen Sie dazu noch Ihrem Baby etwas mehr Platz, indem Sie sich ein Kissen zwischen die Beine schieben lassen und lassen Sie sich dabei noch von Ihrem Partner die Kiefergelenke massieren. Auch das bringt Sie Ihrem Ziel ein Stück näher!

Nun zur Übung:
Laufen Sie eine große Runde um den Wohnzimmertisch. Sie atmen währenddessen durch die Nase ein und durch den Mund wieder aus. Zählen Sie dabei die Schritte, die Sie während der Ausatmung machen können. Merken Sie sich die Zahl!

Nun das Gleiche noch mal. Nur jetzt atmen Sie auf einen Ton aus! A zum Beispiel. Was bemerken Sie? Richtig, Sie konnten die doppelte Schrittzahl machen. Für die Geburt bedeutet das, dass Sie unter der Wehe durch diese Ausatmung auf einen Ton deutlich mehr Power zur Verfügung haben. Auch wenn eine Wehe sehr schmerzhaft ist, sodass man eigentlich nur laut schreien möchte, versuchen Sie, sich auf Ihre Atmung zu konzentrieren. Sie kommen so sehr viel schneller zu Ihrem Baby. Ihre Hebamme oder vielleicht auch eine liebevolle Hebammenschülerin wird Sie dabei sehr gerne unterstützen. Besprechen Sie das aber auch im Vorfeld mit Ihrem Partner. Auch er oder sie kann Sie immer wieder auf den „Atempfad" zurückführen, wenn Sie nicht mehr weiterwissen.

Fehlt die Betreuung oder ist sie nur zeitweise vorhanden, wird auch die Schmerzmittelgabe von größerer Bedeutung sein. Das Repertoire reicht von Akupunktur und Homöopathie über Lachgas, Spasmolytika, Opioide bis zur PDA. Massagen, gekoppelt mit Wärme, werden meist immer als erste Maßnahme zur Schmerzlinderung eingesetzt werden. Oder auch ein warmes Wannenbad mit einer vorherigen Gabe eines Spasmolytikums helfen sehr gut. Vielleicht finden Sie es in der Wanne auch so angenehm, dass Sie darin Ihr Baby bekommen werden.

Lassen Sie sich beim Aufnahmegespräch um die 36. Schwangerschaftswoche darüber aufklären, was Ihre Geburtsklinik Ihnen alles anbieten kann und mit welchen Risiken und Nebenwirkungen zu rechnen ist. Man muss zum Teil bei Medikamentengaben eine gedämpfte Wahrnehmung, Übelkeit und Kreislaufprobleme in Kauf nehmen. Dazu lässt die Wehentätigkeit bei einer gesetzten PDA nach, sodass man Oxytocin über einen Tropf geben muss. Auch Babys reagieren auf Schmerzmittel, haben gelegentlich nach der Geburt Schwierigkeiten mit der Atmung und müssen überwacht werden, bis das Medikament abgebaut ist.

Auch wenn Sie vielleicht mit der festen Entscheidung in die Klinik gehen, keine Schmerzmittel anzunehmen, lassen Sie sich diese Option dennoch offen. Eine Geburt soll kein traumatisches Erlebnis werden und Sie müssen sich nicht wie ein „tapferer Indianer" Stunde um Stunde quälen. Eine Pause von den Schmerzen wirkt manchmal Wunder und Sie können wieder mit Kraft in die nächste Runde gehen, die dann vielleicht schon das Finale ist.

BECKENENDLAGE (STEISSLAGE)

Ungefähr 6 % der Babys liegen noch bis zum Ende der Schwangerschaft mit ihrem Po oder Füßen nach unten gerichtet im Becken. Bis zur 36. Schwangerschaftswoche hat man noch ganz gute Möglichkeiten, die Babys zu einer Drehung zu bewegen. Lassen Sie sich von Ihrer Hebamme erklären, wie Ihr Baby genau im Uterus liegt und ob ausreichend Fruchtwasser vorhanden ist.

Manchmal reichen **Lichtreize** durch eine Taschenlampe aus, die Sie von oben nach unten über Ihren Bauch ziehen. Die Kinder folgen gerne mal dem Licht.

Sie können auch den „**Knie-Ellenbogen-Stand**" ausprobieren. Dazu begeben Sie sich in den Vierfüßlerstand und legen sich auf Ihre Unterarme. Der Po guckt also „in die Luft". Verharren Sie in dieser Stellung für ungefähr 15 Minuten. Die Babys finden diese Position mindestens genauso unbequem wie Sie und fangen an, Umdrehmanöver zu üben.

Eine gute Möglichkeit ist auch die **Moxibustion**. Durch eine gerollte und angezündete Beifuß-Zigarette wird ein Akupunkturpunkt am kleinen Fußzeh stimuliert. Nach 2–3 Sitzungen hat man meistens einen Erfolg.

Noch eine weitere Möglichkeit, das Baby zu drehen, ist die „**Äußere Wendung**". Sie wird durch erfahrene Gynäkologen in der Klinik durchgeführt.

Führt nichts davon zum Erfolg und es bleibt nach wie vor eine Beckenendlage bestehen, gibt es meistens einen Grund, den man für sich akzeptieren sollte. Oft wird dann zum Kaiserschnitt geraten. Die Kunst der spontanen Beckenendlagengeburt ist leider über die Jahre verloren gegangen und wird in vielen Kliniken nicht mehr durchgeführt. Sollten Sie dennoch eine solche Klinik vor Ort haben, lassen Sie sich nicht davon abhalten, sich dort zumindest beraten zu lassen, ob nicht vielleicht doch eine spontane Geburt möglich ist.

KAISERSCHNITT (SECTIO CAESAREA)

Ein Kaiserschnitt kann nach reiflicher Überlegung konkret geplant sein. Manchmal steht schon früh fest, dass das Baby nicht auf natürlichem Wege geboren werden kann, z. B. bei einer Plazenta, die vor dem Muttermund liegt oder einer Querlage des Kindes. Gelegentlich können sich Mütter keine natürliche Geburt für sich vorstellen, z. B. weil starke Ängste im Vordergrund stehen, und planen von vornherein einen Kaiserschnitt in der ausgesuchten Geburtsklinik.

Oft fällt die Entscheidung zu einem Kaiserschnitt jedoch ganz spontan. Für die eine Mama ist dieser Entschluss dann eine Erleichterung, weil sie sich vielleicht schon lange Zeit von den Wehen „gequält" gefühlt hat und längst am Ende ihrer Kräfte ist. Für die andere Mama ist es ein traumatisches Erlebnis, weil sie sich den Ausgang der Geburt ganz anders gewünscht und vorgestellt hat.

Auch wenn man nicht vergessen darf, dass ein Kaiserschnitt eine große Bauch-OP ist, wird heute eine sehr schonende Operationstechnik angewendet. Bei dieser Methode nach Misgav-Ladach wird der meiste Teil des Gewebes gedehnt und gerissen und möglichst wenig mit scharfen Skalpellen und Scheren gearbeitet. Der Vorteil ist der, dass die Heilung recht zügig vonstatten geht und die Mobiliät schnell wieder zunimmt. Die Geburt des Babys erfolgt in der Regel sehr schnell. Schon etwa 5 Minuten nach OP-Beginn liegt der kleine Mensch auf der Brust der Mutter. Recht häufig habe ich erlebt, dass eine Mama, die morgens um 8 Uhr einen Kaiserschnitt bekommen hat, schon am Nachmittag einige Schritte wieder gerade laufen konnte.

Wie können Sie sich auf einen Kaiserschnitt vorbereiten?

In der Regel führt man ein Aufnahmegespräch in der Klinik über alle geburtsrelevanten Dinge. Bitte bereiten Sie sich etwas darauf vor, sprechen Sie über die Ängste, die Sie vielleicht begleiten und stellen Sie all Ihre Fragen. Zum Beispiel, wie der Ablauf der OP aussehen und wie eine PDA durchgeführt wird.

Ich erkläre Ihnen letztere hier kurz im Schnellverfahren:
In der Regel sitzt man dazu nach vorne gebeugt auf der Bettkante und hält sich an seinem Partner oder der Hebamme fest. Der Anästhesist wird Ihnen, in der Region

des 2. und 3. Lendenwirbels, ein Lokalanästhetikum spritzen, um dann zwischen die Wirbelkörper eine Kanüle bis zum Peridualraum einzuführen. Durch die Kanüle wird ein Katheter geschoben, durch den das Opiat gegeben wird, das Sie ab dem Rippenbogen abwärts schmerzunempfindlich macht. Die Kanüle wird selbstverständlich entfernt, der Katheter verbleibt und wird mit einem Pflaster fixiert.

Es ist immer von Vorteil, wenn ein geplanter Kaiserschnitt so nah wie möglich am eigentlichen Geburtstermin liegt, damit das Baby möglichst viel an Wehentätigkeit „mitbekommt". Die dabei ausgeschütteten Hormone machen das „Ankommen" und „Anpassen" einfacher für das Neugeborene.

Fragen Sie auch nach den **Bonding-Möglichkeiten** nach der Geburt. In einigen Kliniken ist es möglich, dass die Mütter ein Bustier um die Brust tragen, in das die Babys sofort nach der Geburt gelegt werden. Es ist wie ein Känguru-Beutel, durch den die Babys fest auf der Haut der Mutter liegen können. Alternativ bitten Sie darum, dass Ihr Partner das Baby auf die nackte Haut bekommen kann. Nehmen Sie dazu ruhig ein rotes, weiches Handtuch von sich mit in die Klinik, das unter einem Heizstrahler vorgewärmt wurde. Die Babys fühlen sich in dieser Farbe sehr wohl und es riecht nicht nach Klinikwäscherei.

Besprechen Sie auch, wann Sie das letzte Mal vor der OP etwas trinken und essen dürfen, und „last but not least", reservieren Sie sich ein Familienzimmer, damit Ihr Partner zumindest in den ersten zwei Tagen nach der Geburt, wo die Bewegung noch etwas eingeschränkt ist, schnell zur Stelle sein und Sie unterstützen kann.

Und auch Ihre Nachsorge-Hebamme freut sich, wenn Sie ihr rechtzeitig den Geburtstermin mitteilen, damit sie besser in die Planung gehen kann.

SAUGGLOCKENGEBURT

Manchmal muss eine Geburt recht schnell beendet werden, da Ihr Baby schon merklich mit einem Herztonabfall unter den Wehen reagiert. Eventuell haben Sie aber auch keine Kraft mehr und es bedarf etwas Hilfe von außen. Man wünscht sich den Ausgang der Geburt eher nicht so, allerdings kann es einem den Kaiserschnitt, der vielleicht schon angesprochen wurde und „im Raum steht", ersparen.

Sie kennen bestimmt den Pömpel aus dem Baumarkt, mit dem man ein verstopftes Waschbecken wieder frei bekommt! Auch wenn es nicht sehr romantisch ist, aber so können Sie sich das Aussehen der Saugglocke ungefähr vorstellen. Diese wird nun am Köpfchen des Kindes durch einen Unterdruck, der durch eine angeschlossene Maschine erzeugt wird, befestigt. Mit der Wehe wird an der Glocke gezogen und in der Regel folgt die Geburt zügig.

Bitte erschrecken Sie nicht. Das Köpfchen kann eine mächtige Beule haben und man geht auch davon aus, dass die Babys Kopfschmerzen haben. Behandeln Sie also bitte Ihr Kind für die ersten Tage besonders vorsichtig im Kopfbereich. Eventuell kann Ihnen Ihre Hebamme etwas Abschwellendes in homöopathischer Form für Ihr Baby geben. Das kann sehr gut helfen.

Auch Sie werden eventuell die gleichen Globuli oder Auflagen mit Arnika benötigen, da meist unter der Saugglocke auch Kraft auf die Oberkante der Gebärmutter von außen ausgeübt wird. Man nennt dies **Kristellern,** und nicht selten hat man nach der Geburt Prellungen in diesem Bereich, was allerdings nicht vorkommen sollte!

DAS BABY IST DA!

„Herzlich willkommen auf dieser Welt, du kleiner Mensch!"
Das war immer mein erster Satz nach einer Geburt. Egal, ob bei meinen eigenen
Kindern, oder den von mir betreuten Geburten.

Lassen Sie sich, wenn es geht, nach einer spontanen Geburt nicht das folgende
Schauspiel nehmen. Bitten Sie Ihre Hebamme darum, dass Sie Ihnen Ihr Baby relativ schnell auf den Bauch legt, bzw. können Sie das natürlich auch selbst oder Ihr
Partner tut das für Sie. Beobachten Sie jetzt eine Weile Ihr Baby. Es wird nach einiger Zeit ganz von alleine Ihren Bauch, wie bei einer Bergbesteigung, hochkrabbeln
und an Ihrer Brustwarze andocken. Angelockt von Ihrem speziellen „Mamaduft",
der von den Drüsen Ihrer Brustwarzen ausgeströmt wird. Ein unglaubliches Erlebnis!

Wahrscheinlich werden Sie gar nicht bemerken, dass Ihre Hebamme Ihr Baby immer wieder auf die Atmung, die Herzfrequenz, die Hautfarbe, den Muskeltonus und
Reflexe überprüfen wird. Diese Überprüfungen erfolgen nach 1, 5 und 10 Minuten,
gleich nach der Geburt. Für jedes Kriterium werden 2 Punkte als Höchstzahl verge-
ben. In Summe macht das bei fünf zu beurteilenden Kriterien 10 Punkte. Ein Ergebnis zwischen 7 und 10 zeigt optimale Werte an. Man nennt dieses Punkte-Vergabe-
system APGAR-Schema.

Meist wird nach einer Minute noch nicht die volle Punktzahl erreicht, was nicht
kritisch ist, da meist die Hautfarbe einen Punktabzug bekommt. Die Babys sind sofort nach der Geburt noch etwas bläulich, gräulich. Das liegt an der verminderten
Sauerstoffzufuhr unter der Wehe. Ihr Baby wird sich aber rasch erholen und rosig
werden. Viel entscheidender sind die Werte der beiden folgenden Untersuchungen.

Ein weiteres Kriterium zur Beurteilung des Vitalitätszustands ist der pH-Wert aus der
Nabelarterie. Er ist ein Zusatzkriterium, das den Vitalzustand des Kindes angibt. Der
Normalwert liegt bei über 7,30.

All diese Werte werden in Ihrem Kinderuntersuchungsheft dokumentiert. So können
Sie auch später noch nachvollziehen, wie es Ihrem Kind während und nach der Geburt ging.

WUNDERWERK PLAZENTA

Innerhalb der ersten Lebensstunde Ihres Babys macht sich die Plazenta auf den Weg. Ihre Hebamme wird Ihnen gelegentlich fest auf den Bauch fassen und parallel an der Nabelschnur ziehen. Sie fordert Sie auf zu husten oder zu drücken, wenn sich die Plazenta gelöst hat. Oft landet sie platschend vor einem. Jetzt ist sie da, und was nun?

Dieses großartige Organ sollten Sie sich unbedingt von Ihrer Hebamme erklären lassen. Sie wird Ihnen die kindliche und mütterliche Seite, die Gefäße in der Nabelschnur und das „Schlupfloch" in der Fruchtblase zeigen. Zudem kontrolliert sie die Plazenta auf Vollständigkeit. Fehlt ein Stück auf der mütterlichen Seite, muss man danach suchen. Sieht man es im Ultraschallbild im Uterus, kann man mit einem Wehenmittel nachhelfen, damit sich die Gebärmutter stärker zusammenzieht und das Stück ausgeschieden wird. Ist es sehr groß und Sie bluten stark, wird man es durch eine manuelle Lösung in kurzer Vollnarkose entfernen. Bitte haben Sie keine Angst, es ist wirklich nur kurz und passiert auch nicht so oft. Sie werden sich schnell wieder erholen. Das Stück muss leider raus und sollte nicht im Uterus verbleiben.

Die Plazenta ist Ihr Eigentum und sollte nicht ungefragt entsorgt werden. Vielleicht möchten Sie sie mitnehmen und im Garten einen Baum darauf pflanzen? Viele Hebammen haben übrigens früher die Plazenten Ihrer Frauen im eigenen Garten vergraben. Durch die darin enthaltenen Hormone ist sie ein wahres Düngemittel, das Pflanzen zu herrlicher Blütenpracht bringt. Somit hatten die Landhebammen immer die schönsten Rosengärten. Auch die Kosmetikindustrie hat eine Zeitlang Plazenten verarbeitet – quasi als Jungbrunnen für die Haut. Die Verwendung dafür ist heute aber nicht mehr erlaubt. Nun geht der Trend zur Herstellung homöopathischer Globuli gegen diverse Beschwerden. In fernen Ländern wird die Plazenta getrocknet, pulverisiert und der Mutter als Stärkungsmittel gegeben. Möchten Sie sie also mitnehmen, vergessen Sie nicht, sich eine Plastikdose einzupacken. Zu Hause können Sie sie auch erst einmal einfrieren und im nächsten Frühling unter die Rosen buddeln.

HINWEIS
Wussten Sie, dass Ihre Plazenta bis zu einem Kilo schwer werden kann?
Ein ordentlicher „Oschi", der im Durchmesser bis zu 25 cm groß ist.

Endlos kuscheln

DER WEG ZU EINER ENGEN VERBINDUNG

Während des Wartens auf die Geburt der Plazenta und danach wird Ihr Baby schon fleißig mit Ihnen Haut auf Haut liegen, kuscheln oder an der Brust trinken. Sie haben sich beide eine Pause verdient. Voller Stolz und Freude werden Sie Ihr Baby betrachten und denken, dass dieses kleine Menschlein nun ein Teil Ihrer Familie ist. Vielleicht werden Sie vor Erschöpfung zittern. Bitten Sie Ihren Partner darum, Ihnen einen Tee zuzubereiten und eine warme Decke zu bringen.

Auch die Hebamme wird Sie versorgen und sich immer wieder um Sie kümmern. Ihre Vitalwerte und die Festigkeit der Gebärmutter werden regelmäßig kontrolliert, Verletzungen werden unter Umständen genäht und man wird Sie auch nach einiger Zeit aufstehen lassen, um Sie auf die Toilette zu schicken. Ihr Partner sollte Sie dann begleiten, falls Ihnen schwindelig wird. Nach der Geburt sollten Sie auch auf jeden Fall etwas essen und viel trinken. Meistens hat man sowieso einen Bärenhunger, da man doch sehr viel Energie bei der Geburt gelassen hat. Sie werden im Kreißsaal immer mit Essen versorgt werden, es schadet aber auch nicht, wenn Sie sich etwas Leckeres vom Thailänder liefern lassen. Das ist manchmal sinnvoller, als bröseliges Klinikbrot mit Tomate und Gurke zu essen.

Ihre Hebamme wird sich nicht nur um Sie, sondern auch um Ihr Baby kümmern. Haben sich alle ein wenig erholt, wird sie Ihnen Ihr Baby zur Durchführung der U1 (= erste Vorsorge) für einen kurzen Augenblick „entführen". Ihren Partner schicken Sie als „Kontrolleur" am besten mit. Die U1 wird im Kreißsaal auf der Wickelkommode gemacht, Sie sehen Ihr Baby also und können hören, was die Hebamme Ihnen erzählt. Da meist die Wärmelampe angeschaltet ist und es sehr warm ist, sind Sie im Bett liegend besser aufgehoben. Die warme Temperatur verträgt man so kurz nach der Geburt oft nicht und der Kreislauf reagiert.

Bei der ersten Vorsorgeuntersuchung wird Ihr Baby von „oben nach unten" überprüft. Ist alles dran und da, wo es hin soll? Sind alle Körperöffnungen vorhanden?

Der Mund wird abgetastet, die Herztöne überprüft, die Reflexe werden getestet und natürlich wird auch gemessen und gewogen.

Ihr Baby wird noch ein wenig „verquollen" aussehen. Die Geschlechtsteile mögen Ihnen, in Relation zum Körper, riesig erscheinen. Das alles hängt mit Wassereinlagerungen zusammen. Es braucht ein bis zwei Tage, bis diese Einlagerungen verschwinden. Das Wasser verdunstet und somit verliert Ihr Baby automatisch an Gewicht. Lassen Sie sich bitte nicht verunsichern, wenn ständig an der Gewichtskurve Ihres Babys „gemäkelt" wird. In den ersten zwei bis drei Tagen nach der Geburt wird Ihr Baby in der Regel nicht verhungern, Ihre Milchmenge reicht für den kleinen Magen mit 10 ml Fassungsvermögen am ersten Lebenstag völlig aus. Nur in wenigen Fällen ist es notwendig, tatsächlich zuzufüttern. In den ersten drei Lebensmonaten wird Ihr Baby ca. 200 g pro Woche zunehmen. In den kommenden Monaten wird es dann stetig weniger.

> **HINWEIS**
> Wussten Sie übrigens, dass wir in unserem ersten Lebensjahr so viel wachsen und zunehmen wie nie wieder in unserem Leben? Das Gewicht wird sich zum ersten Geburtstag verdreifacht haben. In der Länge werden es 25 cm mehr sein.

Im Rahmen der U1 werden Sie um Zustimmung gebeten, dass Ihrem Baby **Vitamin K** verabreicht werden darf. Es ist eine von drei Prophylaxen, die Ihnen angeboten werden. Die Zustimmung dafür muss per Unterschrift von Ihnen bestätigt werden.

Vitamin K wird zur Bildung von Blutgerinnungsfaktoren benötigt. Dieser Bildungsprozess ist bei Säuglingen noch nicht ganz ausgereift, sodass man ihn durch orale Zufuhr unterstützt. Blutungen, die zum Beispiel durch großen Druck unter der Geburt auftreten können, könnten dadurch besser zum Stillstand kommen. Ihrem Baby werden je zwei Tropfen zur U1, U2 und U3 in den Mund getropft. Man tut Ihrem Baby also dabei nicht weh.

Spätestens zur U2 werden Sie noch über die **Vitamin-D-** und **Fluor-Gabe** informiert. Ich hoffe es zumindest! Da dieser Teil auch gerne vergessen und Sie nur mit einem Tablettenstreifen, am Untersuchungsheft klemmend, entlassen werden.

Vitamin D ist eigentlich ein Hormon und es trägt einen wesentlichen Teil zu einem stabilen Immunsystem und zur Knochenstabilität bei. Durch den Einfluss von Sonnenlicht wird erreicht, dass durch komplexe Umbaustrukturen Clacium in die Knochen eingelagert wird, was diese festigt. Die Gabe, insbesondere über den Winter, ist durchaus sinnvoll, da wir in unseren Breitengraden eher unter einem Vitamin-D-Mangel leiden. Besser verträglich ist für Ihr Baby die Vitamin-D-Gabe als Flüssigkeit und nicht als Tablette.

Die Fluor-Gabe ist umstritten. Flour wird zur Härtung des Zahnschmelzes eingesetzt, wird aber häufig durch die Gabe von fluoridhaltigen Zahnpasten, fluoridhaltigem Wasser etc. überdosiert. Es kommt dann zu gelblich-fleckigen Verfärbung auf den Zähnen, die leider bleibend sind und eine Überfluoridierung anzeigen. Sinnvoll ist es, schon ab dem ersten Zahn eine ordentliche Zahnpflege zu betreiben, zuckerhaltige Getränke zumindest im Kleinkindalter zu vermeiden und die Zähne vom Zahnarzt versiegeln zu lassen, sodass keine Keime durch die Fissuren in den Zahn gelangen können.

Ist nun die U1 durchgeführt worden, wird Ihr Baby, meist nur in Windeln und Handtuch gewickelt, wieder zu Ihnen auf den Bauch zurückgelegt. Mittlerweile werden ungefähr schon drei Stunden vergangen sein und die Hebamme wird Sie auf die Station verlegen. Vielleicht haben Sie sich schon im Vorfeld für ein Familienzimmer entschieden, sodass Sie jetzt als Familie dort einziehen können, um sich zu erholen und Ihr Baby genießen zu können.

Alternativ gehen Sie vielleicht auch nach Hause und starten dort Ihr Wochenbett. Eine sehr gute Möglichkeit, dem „Klinikrummel" zu entgehen, wenn Sie sich das zutrauen und lieber in Ihren eigenen vier Wänden sein möchten. Besprechen Sie diese Möglichkeit im Vorfeld mit Ihrer Hebamme, denn sie wird Sie relativ schnell zu Hause besuchen, um nach Ihnen und Ihrem Baby zu sehen.

UNSER BABY – ENDLICH BIST DU DA!

*Das waren unsere Gedanken, als
wir dich zum ersten Mal sahen:*

Das bist du

Name:

Gewicht:

Größe:

Geboren in:

Geboren am:

Um genau _____ Uhr.

Die Geburt dauerte

Augenfarbe:

Kopfumfang:

Haarfarbe:

Sternzeichen:

Dein erster Besuch:

Unsere kleine Familie

Das ist in deinen ersten Tagen auf
der Welt passiert:

Das Wochenbett

WAS IST EIGENTLICH DAS WOCHENBETT?

Ich habe schon erlebt, dass Familienangehörige davon ausgehen, die Wöchnerin sei zwei Wochen nach der Geburt wieder fit und in der Lage, volle Wäschekörbe zu tragen und Einkäufe zu erledigen. Ich weise an dieser Stelle gerne auf den „Holzweg" hin.

Das Wochenbett beginnt nach der Geburt der Plazenta und dauert acht Wochen. In den ersten zehn Tagen spricht man vom Frühwochenbett. Ab Tag elf befindet man sich im Spätwochenbett. Gerade im Frühwochenbett hat das Bonding eine große Bedeutung. Es ist der Beginn der Eltern-Kind-Beziehung. Schon in der Schwangerschaft entsteht eine Bindung der Mutter zu ihrem Kind. Bestimmt haben Sie bereits mit Ihrem Kind gesprochen, liebevoll mit Ihrer Hand den Bauch gestreichelt, oder Ihr Partner hat durch die Bauchdecke Kontakt zu Ihrem Baby aufgenommen. Da ist sie schon, die innere Verbundenheit! Nach der Geburt ist Hautkontakt zum Baby sehr wichtig. Kuscheln Sie mit Ihrem Baby, möglichst lange und auf der nackten Haut. Egal, ob Mutter oder Vater. In vielen Kliniken werden die Babys nach der Geburt nicht mehr angezogen, sondern auf dem Körper der Mutter, natürlich mit einer Decke zugedeckt, auf die Wochenbettstation verlegt. Das Gleiche sollte man zu Hause tun. Es tut allen gut! Babys, die viel „bekuschelt" werden, sind oft temperaturstabiler, nehmen besser zu und bekommen seltener eine Neugeborenen-Gelbsucht. Das Bonding ist das Fundament für eine stabile psychische und physische Entwicklung.

WAS PASSIERT NOCH IM WOCHENBETT?

Die Milchproduktion kommt in Gang! Die Brust wird größer, sodass man meinen könnte, sie ist kurz davor zu platzen. Nach ein paar Tagen ist es meist überstanden. Die Schwellung im Bindegewebe der Brust hat nachgelassen. Ziel ist, die Milchbildung in Gang zu bringen und aufrechtzuerhalten, um eine lange und ausreichende Versorgung des Babys durch Muttermilch zu gewährleisten. Die Zusammensetzung der Muttermilch passt sich dabei immer den Bedürfnissen des Kindes an.

HILFE, MEIN BUSEN „EXPLODIERT"!

Ungefähr 2–3 Tage nach der Geburt spürt man, wie sich die Brust deutlich verändert. Schon innerhalb der Schwangerschaft hat man einen Größenzuwachs bemerkt. Die Brust selbst besteht aus Fett-, Drüsen- und Bindegewebe. Das Drüsengewebe bildet sich in der Schwangerschaft aus, was die Brust, inklusive wachsender Fettdepots, größer werden lässt. In den ersten Tagen nach der Geburt kommt es meist auch zu einer Schwellung im Bindegewebe, dadurch passen alte BHs oft nicht mehr und neue Exemplare müssen her. Man hat das Gefühl, als ob man gleich explodieren würde. Manchmal wird das Gewebe so stark gedehnt, dass die Haut streifig wird.

Tipp

Kaufen Sie sich zunächst einen Schwangerschafts-BH. Diesen lassen Sie sich von einer Fachfrau ausmessen. Nach der Geburt warten Sie ein paar Tage ab, bis der Milcheinschuss vorüber ist. Im Vorfeld können Sie sich Ihre Lieblingsmodelle aussuchen. Ist die Brust abgeschwollen, messen Sie erneut. Das können Sie selbst tun, da Sie wissen, auf welche Messungen es ankommt. Nun brauchen Sie nur noch die Maße durchgeben und Ihr dann gut sitzender BH wird zu Ihnen geliefert. Sehr praktisch finde ich „Milky Size"-Boxen, die Sie bestellen können. Hübsche Wäsche, die perfekt sitzt und stützt.

Problematisch ist meistens, die richtige Größe des BHs ausfindig zu machen. Die Cup-Größe nimmt um eine bis zwei Größen zu und auch der Umfang ist bis zu ca. 5 cm größer. In vielen Fällen haben Frauen die falsche Größe an. Die eigentliche Funktion, die Brust zu stützen und den Rücken zu entlasten, ist dann nicht mehr gegeben. Es treten Rückenschmerzen auf und Druckstellen können einen Milchstau auslösen.

Gehen Sie davon aus, dass Sie zwei bis drei BHs benötigen werden. In der Regel ist ja immer einer davon in der Wäsche. Gönnen Sie sich auch ein weiches Bustier für die Nacht, das ist bequemer zum Schlafen. Es stützt zwar nicht sonderlich gut, hält aber wenigstens die Stilleinlage fest, falls Sie einen „Auslaufschutz" benötigen. Es ist aber auch in Ordnung, wenn Sie keinen BH tragen. Manche Frauen tun sich damit etwas schwer, weil Sie auch sonst keinen angezogen haben. Machen Sie das, was Ihnen guttut und was Sie gerade brauchen.

Ein weiteres Augenmerk im Wochenbett sollte auf der Wundheilung liegen. Eventuelle Dammverletzungen oder eine Kaiserschnittnaht verheilen in den ersten vier Wochen nach der Geburt. Den Wundheilungsprozess kann man fördern, wenn man sich mit Belastungen zurückhält. Schweres Tragen, Putzen und so weiter sind tabu. Leichte Gymnastikübungen und kleine Spaziergänge an der frischen Luft sind natürlich erlaubt, aber gehen Sie dabei nie über Ihre Kraft.

Auch hygienische Maßnahmen sind zur Förderung der Wundheilung wichtig. Das Sauberhalten einer Wunde ist bedeutend, z. B. durch regelmäßiges Wechseln von Vorlagen und Abduschen des Intimbereichs, damit Blutreste abgespült werden können. Sehr oft sehe ich auch völlig durchweichte Pflaster auf der Kaiserschnittnaht. Auch diese sollten entfernt werden, damit Luft an die Naht kommt.

Einen Monat nach der Geburt empfehle ich meinen Wöchnerinnen mit einem Kaiserschnitt, mit einer **Narbenmassage** zu beginnen. Diese kann man jeden Tag nach dem Duschen durchführen und ist nach zwei Minuten erledigt. Bedingung ist, dass die Naht vollständig geschlossen ist. Benutzen Sie dazu ein Vitamin-E-haltiges Öl, wie zum Beispiel Weizenkeimöl. Es gibt auch Massageroller in der Apotheke, falls Sie noch Berührungsängste mit Ihrer Naht haben. Durch die Massage wird das verklebte Bindegewebe gelockert und die Durchblutung gesteigert. Dadurch wird das Narbengewebe wieder weich und ein bestehendes Taubheitsgefühl, das manchmal bis zu einem Jahr anhalten kann, löst sich auf.

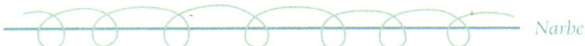

Massieren Sie mehrmals mit mäßigem Druck kreisförmig über die Naht.

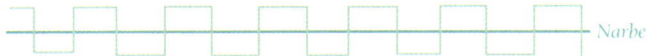

Die Massage erfolgt ebenfalls mehrmals in einem auf- und absteigenden Treppenmuster.

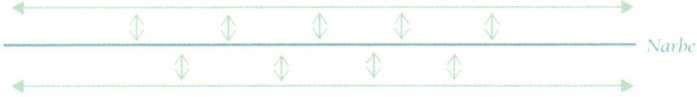

Streichen Sie ober- und unterhalb der Naht hin und her. Zupfen Sie leicht die Haut zur Naht hin und wieder weg.

Auch innerhalb der Gebärmutter schreitet der Wundheilungsprozess voran. Nach der Lösung der Plazenta entsteht an ihrer ehemaligen Haftstelle eine Wundfläche, die ebenfalls verheilen muss. Aus dieser Wundfläche fließt der sogenannte **Wochenfluss** (Lochien). Er ist ein wichtiger Indikator zur Beurteilung innerlicher Heilungsprozesse. Farbe, Menge und Geruch ändern sich beständig. Er besteht aus Blut, Schleim, Lymphflüssigkeit, Bakterien und der obersten Zellschicht des Schleimhautgewebes. Der Wochenfluss sollte tatsächlich „im Fluss" bleiben und nicht stagnieren. Sollte der Wochenfluss einen starken Fischgeruch haben und Sie leiden zusätzlich an starken Unterleibsschmerzen, evtl. auch Stirnkopfschmerzen und Unwohlsein, müssen Sie Ihre Hebamme oder Gynäkologin kontaktieren. Es kann gelegentlich zu einem „Stau" kommen, den man medikamentös, durch Bauchmassagen, Arzneitee, Akupunktur oder aufsteigende Sitzbäder gut in den Griff bekommen kann.

Insgesamt können Sie damit rechnen, dass Sie bis zu sechs Wochen Wochenfluss haben werden. Im Verlauf wird es immer weniger Blut, welches in der Farbgebung heller wird. Ist er endgültig versiegt, dürfen Sie auch wieder ein Vollbad genießen.

Sehr gerne empfehle ich meinen Frauen im Wochenbett zur Stärkung der Gebärmutter eine Teemischung aus Hirtentäschel, Frauenmantel und Schafgarbe.

Wann Ihre nächste Regelblutung einsetzt, ist schwer vorauszusagen.

Manche Frauen haben in der gesamten Stillzeit davor Ruhe, andere sind sehr schnell und regelmäßig wieder „im Club" dabei. Wappnen Sie sich auf jeden Fall mit Binden in der Handtasche, falls es Sie irgendwann unerwartet trifft. Leider ist die erste Menstruation nach einer Geburt relativ stark, haben Sie keine Angst! Das ist normal.

Nach dem abgeschlossenen Heilungsprozess in der Gebärmutter kann sich wieder die Gebärmutterschleimhaut aufbauen und die Eierstöcke können erneut ihre Funktion aufnehmen, sodass ein Eisprung stattfinden kann.

HINWEIS

Achtung! Stillen ist nur dann ein bis zu 98-prozentiger Verhütungsschutz, wenn man noch nicht nach der Geburt seine Periode bekommen hat und regelmäßig, auch nachts, mindestens alle vier Stunden stillt. Dazu sollte man noch einen geregelten Tag-Nacht-Rhythmus haben, was durch ein Baby allerdings erschwert wird.

Geben Sie Ihrem Körper mit einer weiteren Schwangerschaft noch etwas Zeit. Es ist sehr anstrengend, wenn Sie innerhalb eines Jahres zwei Kinder gebären. Ich finde, ein guter Zeitpunkt für eine weitere Schwangerschaft ist dann, wenn das Erstgeborene alleine laufen kann. Meine Kinder hatten von Nummer zwei bis sieben einen Altersabstand von 18–22 Monaten. Das war schon sportlich, aber machbar.

Sollten Sie Ihr Kind per Kaiserschnitt geboren haben, wird geraten, mindestens ein Jahr Pause zu machen bis zum nächsten Kind. Die Sorge, dass die Naht aufgehen könnte, ist zu groß. Wenn Sie die Pause beherzigen, haben Sie eine 75-%-Chance, dass Ihr nächstes Baby spontan zur Welt kommen kann.

Gerade nach der Geburt habe ich oft den Eindruck, dass Wöchnerinnen in einen unglaublichen Aktionismus verfallen, um damit die Tatenlosig- und Unbeweglichkeit der letzten Schwangerschaftswochen zu kompensieren. Nicht selten bitten Sie mich quasi um Erlaubnis, nun nach der Geburt endlich wieder loslegen zu dürfen. Der „Budenkoller" hat zugeschlagen und man wünscht sich frische Luft, Bewegung und mal wieder einen kleinen Einkauf für sich selbst. Nicht selten runzeln sich dann meine Falten auf der Stirn, während ich meine Bedenken äußere.

Nehmen Sie die Wochenbettzeit ernst! Man braucht mindestens 2–3 Wochen Zeit, um sich nach der Geburt zu regenerieren. Schlägt man mit dem Staubsauger über die Stränge, bekommt man in der Regel das dicke „Stopp-Schild" vom Körper vor die Nase gehalten. Meistens in Form eines Milchstaus oder schlimmstenfalls einer Brustentzündung. Der Körper fordert sich das ein, was er braucht – nämlich Ruhe!

Auch der Partner sollte sich Urlaub oder Elternzeit einplanen, primär natürlich, um die Mutter zu entlasten, aber auch um eine Beziehung zum Kind aufzubauen.

ERSTER AUSFLUG

„Wann können wir denn endlich an die frische Luft?"

Das ist eine Frage, die ich meistens schon beim zweiten Hausbesuch gestellt bekomme. Ich persönlich mache das immer von einigen Kriterien abhängig. Mein Rat fällt daher unterschiedlich aus. Man muss immer den Allgemeinzustand der Mutter und des Kindes betrachten. Sind alle fit, kommt die Mutter mir ohne einen „Eiergang" und mit rosigen Wangen an der Haustür entgegen, setzt sich ohne schmerzverzerrtes Gesicht auf einen Stuhl und scheint auch sonst keine Einschränkungen zu haben, darf sie raus. Eine Runde um den Block mit einer kleinen Trinkflasche und einer Kekspackung im Kinderwagen, falls ihr schwindelig wird.

Tag für Tag kann nun der Radius um die eigene Haustür erweitert werden. Ist es klapperkalt, windig oder regnet es wie wild, bleiben alle besser zu Hause. Ist es sonnig und das Baby hat eine Neugeborenen-Gelbsucht, sprich es hat eine gelb-orangefarbene Haut und sieht so aus, als ob es gerade im Sommerurlaub war? Kommando: alle Mann raus ans Licht. Hier hilft das Tageslicht, das Bilirubin abzubauen und der nächste Kontrollcheck beim Kinderarzt wird schon viel besser ausfallen.

Was ich gar nicht so toll finde ist, wenn ich meine Wochenbett-Eltern drei Tage nach der Geburt im Kaufhaus oder schwedischen Möbelhaus treffe. Das tut Ihnen allen nicht gut. Bitte lassen Sie das und heben Sie sich diese Unternehmungen für später auf. Es führt recht häufig zu einer starken Erschöpfung und wieder einem Milchstau, an dem laborieren Sie dann mehrere Tage. Das sollte Ihnen die Sache nicht wert sein.

ANDERE KULTUREN UND WUNSCHZETTEL

Viele Sitten und Gebräuche rund ums Wochenbett sind leider in den letzten Jahrzehnten verloren gegangen. Das hat unter anderem damit zu tun, dass sich Hausgeburten schon seit langer Zeit in Kliniken verlagert haben und sich das Mehrgenerationenhaus peu à peu verabschiedet hat. Großeltern und die eigenen Geschwister wohnen oft in einer anderen Stadt und kommen nur für eine Stippvisite vorbei.

Spannend finde ich stets einen Exkurs in fremde Kulturen. Viele meiner Frauen anderer Nationalitäten genießen eine ganz andere Form der Betreuung. Nicht selten werden sie 40 Tage in ihrer „Wochenbettstube" durch die eigene Familie versorgt. Viele Mütter meiner asiatischen und arabischen Schwangeren kommen extra für mehrere Wochen aus der Ferne angeflogen und kochen Suppe für Suppe für die Zeit nach der Geburt. 40 Tage zu Hause sein, da Kälte und Wind nach der Geburt nicht gut sind, 40 Tage keine Haare waschen, 40 Tage Verzicht auf bestimmte Lebensmittel! Dafür Saunagänge oder Räucherungszeremonien. Für unseren Kulturkreis fast unmöglich nachzuvollziehen. Aber es zeigt Wirkung! Es kommt deutlich seltener zu einem Milchstau, ausgeprägten Wochenbett-Blues oder Rückbildungsstörungen und es gibt selten richtig unruhige und schreiende Kinder. Ich habe das Gefühl, sie ruhen mehr in sich und können Hilfe gut annehmen, ohne ein schlechtes Gewissen zu haben, da diese Hilfe fest in ihrer Kultur verankert ist. Also scheuen Sie sich nicht, um Hilfe und Unterstützung zu bitten und basteln Sie sich so ein kleines „Verwöhnprogramm".

Die Notwendigkeit einer Planung des Wochenbetts ist vielen Eltern im Vorfeld oft nicht wirklich bewusst. Heute wird ja von der Baby-Party bis zur Kindergeburtstagsparty alles geplant, aber das Wochenbett? Es kommt leider meistens bei allen Überlegungen zu kurz und man lässt alles auf sich zukommen. Das endet nicht selten mit Tränen im Chaos! Es kann manchmal ganz hilfreich sein, sich mit seinem Partner hinzusetzen und Erwartungen zu klären. Schreiben Sie sich gegenseitig, an Ihre Familien und Freunde kleine **Wunschzettel**.

Dann kann der eigentliche Sinn, den ein Wochenbett hat, nämlich zur Schutzzone von Mutter und Kind zu werden, sehr gut gelingen.

Vielleicht hilft Ihnen der Spruch **„7 Tage im Bett, 7 Tage auf dem Bett, 7 Tage ums Bett"** weiter. Nach drei Wochen „halber Fahrt" geht es Ihnen wieder deutlich besser und Sie werden Ihren Alltag auch bald wieder gut alleine schaffen.

Extra für Sie – zum Kopieren oder Ausschneiden

Kannst du dich bitte einen Nachmittag um das Geschwisterkind kümmern?

Ich wünsche mir einen Catering-Service. Besonders gerne esse ich _____ . Ich würde mich sehr freuen, wenn du das für mich kochst.

Ich wünsche mir …

Bist du so nett und putzt unsere Küche für uns?

Wir freuen uns über einen gefüllten Kühlschrank.

Ich wünsche mir …

Ich wünsche mir einen Friseurtermin.

Ich wünsche mir Schlaf, bitte kümmere dich für drei Stunden um unser Baby.

Ich wünsche mir …

Ich wünsche mir für einen Tag eine Putzfrau.

Das Wochenbett

Wir brauchen ein frisch bezogenes Bett. Könntest du bitte unser Schlafzimmer aufräumen?

Ich wünsche mir eine Fußpflege.

Ich wünsche mir …

Ich wünsche mir …

Würdest du bitte unser Bad putzen?

Ich wünsche mir eine Wohlfühlmassage.

Ich wünsche mir …

Meine Gedanken im Wochenbett

UNTERSTÜTZUNG DURCH DEN PARTNER NACH DER GEBURT

In den ersten zwei Tagen nach der Geburt ist man oft noch völlig „high", voller Euphorie und vollgepumpt mit Glückshormonen, die tatsächlich in ihrer Wirkung Morphium ähneln, da sie schmerzlindernd wirken. Der dritte Tag nach der Geburt ist häufig ein Tag des Hormonchaos. Aus dem Nichts heraus ist man in Tränen aufgelöst, der Partner ist etwas hilflos und weiß nicht, wie er helfen kann.

LIEBER PARTNER, schicken Sie Ihre Frau unter eine entspannende **warme Dusche,** richten Sie ihr in dieser Zeit das **Bett frisch und kuschlig,** räumen Sie mal die ganzen Teetassen und Taschentücher weg, die sich ums Bett gesammelt haben. Ein **kleines Essen mit einem warmen Tee** am Bett runden die ganze Sache ab. Wenn Ihr Baby vielleicht gerade schläft, haben Sie zwei Hände frei für eine **kleine Massage,** mit der Sie Ihre Frau verwöhnen können. Sehr angenehm sind Bauchmassagen. Stellen Sie sich einfach vor, Sie kneten liebevoll einen Kuchenteig. Die Gebärmutter hat solche Massagen sehr gerne, da die Rückbildung dadurch angeregt wird. Schotten Sie Ihre Frau von äußerlichen Reizen ab! Telefone und ständiges Klingeln von Besuch und Paketboten nerven! Sie sind jetzt der **Wochenbett-Manager** und teilen den Besuchern Besuchszeiten zu. Eine Wöchnerin traut sich in der Regel nur selten zu sagen, dass sie das alles stört und jetzt bitte alle nach Hause gehen sollen. Ihre Frau braucht Ruhe. Bringen Sie Ihr das Baby nur zum Stillen und nehmen Sie es danach gleich wieder mit. Schon nach drei bis vier Stunden Schlaf wird es Ihrer Frau schon viel besser gehen.

Wenn die Tränen gar nicht mehr aufhören wollen zu fließen und Sie eventuell auch eine Wesensveränderung bei Ihrer Frau feststellen, teilen Sie das bitte Ihrer Hebamme oder Gynäkologin mit. Gelegentlich muss man auf **professionelle psychologische Hilfe** zurückgreifen. Ich empfehle dies ebenso, wenn die Geburt einen anderen Verlauf genommen hat, als man es sich vorgestellt und gewünscht hatte. Dies kann sich durch eintretende und nicht vorhersehbare Komplikationen ergeben. Manchmal ist es aber auch das betreuende Personal, das eine gute Geburtsbegleitung erschwert. Bei traumatischen Erlebnissen ist es wichtig, dass dies im Nachgang mit den Hebammen und Ärzten, die sie begleitet haben, besprochen wird. Hinten im Buch finden Sie eine Anlaufstelle, die Ihnen zur Seite steht, falls Sie Hilfe in Anspruch nehmen möchten.

Tipp

Ich beobachte sehr häufig, dass Mütter, kurz bevor der Partner wieder seine Tätigkeit aufnehmen muss und das Wochenbett für viele damit beendet zu sein scheint, in ein seelisches Loch fallen. Viele Frauen hinterfragen plötzlich, ob sie der Aufgabe gewachsen sind, sich ohne „doppelten Boden" um das Kind zu kümmern. Tränen fließen und alles scheint plötzlich verzwickt und alle Aufgaben unlösbar. Ich habe die Erfahrung gemacht, dass sich die Situation deutlich entspannt, wenn der Partner am Ende des Urlaubs für einige Zeit nicht im Haushalt anwesend, aber trotzdem schnell erreichbar ist. Das „Alleinesein" wird ein wenig geübt und häufig stellt sich heraus, dass doch alles gar nicht so schlimm ist, wie man sich das vorgestellt hatte. Dieser sanfte Übergang macht es allen Beteiligten leichter und kann dann am Abend auch gerne noch mit einem schönen Essen zu zweit belohnt werden.

PARTNERHINWEIS

Achten Sie als Vater aber auch auf sich selbst. Ein absolutes Phänomen sind kranke Väter im Wochenbett. Eine plötzlich einsetzende Erkältung, ein steifer Nacken oder allgemeines Unwohlsein zeigen an, wie sehr auch die Väter das „Wunder der Geburt" mitgenommen hat. Man(n) braucht Ruhe und Erholung. Lassen Sie in diesem Fall ruhig mal den Einkauf liefern und rufen Sie den Pizzadienst an. Das gilt natürlich ebenso für zweite Mütter.

PFLEGE DER MAMA IM WOCHENBETT

Dammverletzung

In den ersten Tagen nach der Geburt werden Sie wahrscheinlich beim Sitzen auf einer harten Unterlage sehr eingeschränkt sein. Dabei ist es völlig unerheblich, ob man eine Verletzung im Dammbereich hatte oder nicht. Auch ohne Geburtsverletzung fühlt man sich im Vaginalbereich noch nicht wirklich wieder „zu Hause", weil alles sehr stark gedehnt wurde. Erfreulicherweise ist der Vaginalbereich sehr gut durchblutet, sodass Verletzungen mit etwas Unterstützung sehr gut abheilen. Gelegentlich wird Ihnen in der Klinik ein **Sitzring** unter den Popo geschoben. Das mag zwar zunächst ganz angenehm sein, drückt aber die Durchblutung ab. Versuchen Sie es mal mit einem **weichen Kissen** und verlagern Sie Ihr Gewicht auf beide Pobacken. Keine Angst! Wenn man sich erst mal getraut hat, klappt es meist ganz gut mit dem Sitzen und Sie nehmen keine so unnatürliche Schonhaltung ein.

Versuchen Sie wirklich in den ersten Tagen noch **viel zu liegen**. Wundränder haben so die beste Möglichkeit gut zu verkleben und zu heilen. Machen Sie ruhig mal ein Luftbad ohne eine Binde. Vom Stillen im Schneidersitz rate ich in den ersten Tagen ab, da die Wundränder sehr stark belastet und auseinandergezogen werden können. Das ist für die Wundheilung eher ungünstig. Spülen Sie den Damm nach jedem Toilettengang mit **warmem Wasser** ab. Ich empfehle dafür gerne mal eine Kindergießkanne aus dem Spielzeugladen. Ein Messbecher mit Ausgusstülle, den Sie bestimmt in der Küche haben, tut es aber auch.

Haben Sie keine Sorgen, sich selbst mal mit dem Spiegel zu betrachten. Sie werden erstaunt sein, dass Ihre Vorstellungen schlimmer sind, als es tatsächlich ist. In den meisten Fällen sehen Sie nämlich, dass eigentlich alles so aussieht wie vorher. Wechseln Sie häufig Ihre Binde und gehen Sie in den ersten Tagen nach der Geburt ungefähr alle vier Stunden auf die Toilette. Durch eine leere Harnblase kann sich Ihre Gebärmutter gut zurückbilden.

Vielleicht empfiehlt Ihnen Ihre Hebamme ein **Sitzbad** mit einem Eichenrindenextrakt. Dies kann man täglich bis zu zehn Minuten in angenehm temperiertem Wasser machen. Man fühlt sich danach gleich viel wohler am Po und der Heilungsprozess wird damit gut unterstützt. Auch ein etwas lästiges Jucken zeigt an, dass die Heilung gut voranschreitet. Sollte sich jedoch eine Rötung bemerkbar machen, lassen Sie bitte noch einmal daraufsehen.

Überbleibsel von **Fadenmaterial,** in Form eines Knotens am Damm oder an der Kaiserschnittnaht, kann manchmal ganz schön lästig sein. In der Regel löst sich aber Fadenmaterial innerhalb weniger Wochen von alleine auf. Sollte dennoch ein Knötchen stören, kann es schon nach wenigen Tagen von Ihrer Hebamme entfernt werden.

Sehr angenehm empfinden viele Frauen auch Auflagen mit **Calendula-Tinktur** (Ringelblumentinktur), die immer auf offene Wunden aufgetragen werden darf. Sie bekommen diese in der Apotheke und besprühen damit großzügig ein paar Binden, sodass diese gut durchtränkt sind. Danach legen Sie diese in einen sauberen Beutel und legen diesen in Ihr Gefrierfach. Sind die Binden gut durchgekühlt, können Sie diese, beliebig oft, auf den verletzten Damm oder auch unter- und oberhalb einer geschwollenen Kaiserschnittnaht auflegen.

Leiden Sie unter einem Bluterguss im Damm- oder Kaiserschnittbereich, kann man das gleiche Prozedere mit **Arnika-Tinktur** durchführen. Passen Sie lediglich darauf auf, dass die Binde nicht zu sehr in Richtung Harnröhrenöffnung liegt, damit Sie sich nicht verkühlen.

Wochenfluss und Schwitzen

Ich habe schon am Anfang erwähnt, dass sich Ihr Wochenfluss in Menge und Farbe innerhalb dieser Wochen verändern wird. Sie merken schon drei bis vier Tage nach der Geburt, dass die Blutungsmenge sich erheblich verringert hat. In den ersten Tagen nach der Geburt gehen oft kleine Blutgerinnsel ab. Diese nennt man **Koagel** und gelegentlich sind sie auch erschreckend groß. Haben Sie keine Angst! Freuen Sie sich eher darüber, dass Ihre Gebärmutter diesen „Klops" ausgeschieden hat.

Aufgepasst: Ziemlich pünktlich zum 10. Lebenstag Ihres Kindes nimmt die Blutungsmenge nochmals zu. Plötzlich blutet man wieder verstärkt, was mit einem hormonellen Umschwung im Körper zu tun hat. Diese Umstellung bringt auch starkes Schwitzen mit sich. Alle Wassereinlagerungen, die sich in der Schwangerschaft angesammelt haben, werden nun ausgeschieden. Erfreulicherweise passt man dann wieder in seine alten Schuhe und den Ehering kann man sich auch wieder an den Finger stecken. Legen Sie sich auch nun wieder ein Strandlaken auf Ihre Matratze, das macht das Schlafen angenehmer, da der Schweiß gut aufgenommen wird.

Hämorrhoiden und der erste Klogang nach der Geburt

Es kann sein, dass Sie plötzlich nach der Geburt unter Hämorrhoiden leiden, die durch das Pressen während der Geburt entstanden sind. Sehr angenehm sind in diesem Fall kühle Kompressen, die mit **Hamamelis-Salbe** bestrichen werden können. Achten Sie bei Hämorrhoiden auf eine ballaststoffreiche Ernährung, damit der Stuhlgang weich wird und Sie entlastet werden. Das Trinken werden Sie wahrscheinlich eher nicht vergessen, da Sie in der Stillzeit meistens durstig sind. Überprüfen Sie trotzdem nochmals Ihre Trinkmenge. Flohsamen aus dem Drogeriemarkt, die Sie in Wasser quellen lassen und dann trinken, können ebenfalls eine große Hilfe sein.

Tipp

Viele Frauen trauen sich nach der Geburt nicht, auf die Toilette zu gehen. Die Angst ist groß, dass Nähte wieder aufplatzen. Diese Sorge ist unbegründet. Nehmen Sie sich eine Zeitung oder anderen Lesestoff mit auf die Toilette und lassen Sie sich Zeit!

Hoher Blutverlust und niedriger Eisenwert

Sollten Sie aufgrund eines hohen Blutverlustes einen niedrigen, unter 10 g/dl liegenden, und behandlungsbedürftigen Eisenspiegel haben, können Sie diesen durch die Ernährung gezielt beeinflussen. Rote Bete, Kräuterblutsaft, rote Säfte, Hirse, Himbeeren, rotes Fleisch und Melasse sind gute Eisengeber. Zur besseren Verwertung sollte man immer auf die Zugabe von Vitamin C achten. Frischer Orangensaft bietet sich dazu an, wird aber nicht von jedem Baby gut vertragen, da er einen wunden Po mit sich bringen kann. Alternativ kann man auch viel mit frischer Petersilie würzen.

Harnwegsinfekt

Wenn Sie bei der Geburt katheterisiert worden sind, kann es bei oder nach dem Wasserlassen zu einem brennenden Schmerz kommen. Lesen Sie dazu bitte auch im Kapitel zu Schwangerschaftsbeschwerden nach (Seite 38–45). Lassen die Beschwerden nicht nach, gehen Sie bitte zur Gynäkologin. Ein Antibiotikum ist dann häufig nötig, dessen Einnahme in der Stillzeit aber kein Problem darstellt und weswegen Sie nicht abstillen müssen. Wichtig ist nur der Wiederaufbau der Darmflora. Das sollten Sie auf keinen Fall vergessen.

Herpes im Wochenbett

Oft beobachte ich 1–2 Wochen nach der Geburt, dass bei meinen Wöchnerinnen ein Lippenherpes ausbricht. Das Herpes-Simplex-Virus bleibt nach einer Erstinfektion langfristig im Körper und setzt sich in den Nervenganglien fest. Kommen nun Stress, Krankheiten oder starke Sonneneinstrahlungen hinzu, kann sich das Virus vermehren. Eine Geburt ist ein wahnsinniger Kraftakt für den Körper, also im Prinzip purer Stress, sodass es dann häufig zu einem Ausbruch kommt. Schon bei den ersten Anzeichen empfehle ich meinen Wöchnerinnen Maßnahmen zu ergreifen, damit das Neugeborene nicht infiziert wird. Besorgen Sie sich z. B. ein Patch-Pflaster und tragen Sie bitte einen Mundschutz. Sie sollten in dieser Zeit auf Küsschen für Ihr Baby verzichten. Besonders wichtig ist die Handhygiene durch Händewaschen und Desinfektion.

Einige meiner Frauen schwören auf die Anwendung von Teebaumöl oder Zitronenmelisse, die verdünnt aufgetupft werden. Sind die Bläschen am Abheilen, darf wieder geküsst und geknuddelt werden.

Haarausfall

Im Spätwochenbett sitzen manchmal die Frauen weinend vor mir und zeigen mir, wie ihnen büschelweise die Haare ausfallen. Leider ist das ein Phänomen, das fast alle Frauen betrifft. Der Haarausfall hängt mit der hormonellen Umstellung zusammen, die bewirkt, dass alle Haare, die nicht in der Schwangerschaft ausgefallen sind, nun leider spätestens nach der Geburt beim Waschen ausgehen. Schauen Sie nicht so genau hin! Das gibt sich wieder.

Man kann das Haarwachstum gut mit einem Hirsepräparat und ausreichender Eisenzufuhr unterstützen. Lassen Sie auch Ihren Vitamin-D-Spiegel bestimmen. Bei einem Mangel sollten Sie dieses Hormon zuführen. Nach ein paar Wochen ist dann der ganze Spuk vorbei und die Haare wachsen wieder.

WOCHENBETTKULINARIK

Sehr wichtig in Vorbereitung auf das Wochenbett finde ich das Thema Essen! Was soll es auf die Gabel geben? Tiefkühlpizza und Dosenravioli bestimmt nicht. Viel besser sind frische Suppen: Rindergulasch, Hühnereintopf, Hühnerfrikassee, Fleisch- oder Gemüsebrühe, chinesische oder thailändische Küche, die stärkende und wärmende Gewürze verwendet. Vermeintlich praktische Rohkostteller sind leider die falsche Wahl! Kalte Nahrungsmittel zu verwerten kostet viel Energie, die Ihnen nach der Geburt fehlt. Daher viele warme Gerichte essen und gerne mehrmals täglich.

Essen Sie gerne Getreidebrei? Hafer und Hirse in Kombination mit frischem Apfelmus und Agavendicksaft oder Honig mit ein paar Nüssen sind lecker, machen satt und geben ordentlich Dampf für das Stillen. Bei meinen arabischen Wöchnerinnen steht häufig warmer Zimtpudding mit (karamellisierten) Nüssen bereit (siehe Seite 130). Ich habe selten so gute Rückbildungsprozesse erlebt, da Zimt eine zusammenziehende Wirkung auf die Gebärmutter hat. Ein weiterer Pluspunkt ist der wärmende Effekt durch Zimt, Kardamom, Ingwer u. v. m. Das tut im Wochenbett sehr gut, da man gelegentlich friert. Die „Heizkraftwerkzeit", die man in der Schwangerschaft erlebt hat, ist vorüber. Vielleicht erleben Sie, dass Sie gerade am Abend anfangen zu frieren und sich gelegentlich auch mit Schüttelfrost schnell wieder unter die Bettdecke kuscheln. Ihr Körper zeigt an, dass er Ruhe und Energie braucht. Lassen Sie sich ruhig prophylaktisch in den ersten Wochen nach der Geburt eine Kanne mit Chai-Tee kochen und ans Bett stellen. Das gibt Ihnen ganz schnell wieder die benötigte Kraft.

Mahlzeiten wegzulassen ist im Wochenbett immer ungünstig. Tatsächlich wird das Essen im Wochenbett gelegentlich vergessen, da das Hungergefühl vor lauter Müdigkeit oft nicht so groß ist oder anderes, in der Regel das Baby, Priorität hat. Aus lauter Verzweiflung wird dann schnell ein Schokoriegel oder eine Banane „eingeworfen", um die nächsten Stunden zu überbrücken. Das Gleiche gilt für die Flüssigkeitszufuhr. Erst wenn einem schwummerig wird und der Kreislauf ganz laut „hier" schreit, fällt auf, dass man zu wenig getrunken hat. Stillen macht durstig. Gönnen Sie sich 2,5–3 Liter am Tag durch Saftschorlen, Wasser und Tees Ihrer Wahl. Auch ein Kaffee darf mal sein. Trinken Sie ihn am besten nach dem Stillen und eher am Vormittag. Genauso verhält es sich mit Alkohol. Ein Gläschen Sekt zum Anstoßen nach dem Stillen trinken, damit der Alkohol in der Stillpause abgebaut werden kann.

Lebensmittel, die blähen können

Bei diesem Thema scheiden sich die Geister. Die einen sagen, man kann alles essen, während andere von vielem abraten. Ich sage: Probieren Sie es aus. Man muss nicht gerade einen halben Topf Linsensalat essen. Vielleicht probieren Sie zunächst kleine Mengen von Lebensmitteln aus, die eventuell Blähungen verursachen könnten bzw. auf die Sie vielleicht mit Bauchgrummeln reagieren. Diese könnten u. a. sein: Hülsenfrüchte, Zwiebeln, Knoblauch, Steinobst, frisches Vollkornbrot, Brokkoli, Blumenkohl, Lauch, scharfe Gewürze sowie hoher Milch- und Zuckerkonsum. Saure Lebensmittel, wie Ananas, Tomate, Erdbeeren, Zitrusfrüchte u. Ä. können auch mal einen wunden Popo bei Ihrem Baby begünstigen.

Machen Sie sich die Mühe, zu Beginn der Stillzeit ein kleines Tagebuch zu führen. Sie werden ohnehin in den ersten Tagen viel notieren. Wann hat Ihr Baby getrunken, wie lange auf welcher Seite der Brust, wie hat es ausgeschieden, wie lange hat es geschlafen, wann war es unruhig, was haben Sie gegessen, hatte Ihr Baby Blähungen, wie hoch war das Gewicht? Anhand dieser Aufzeichnungen kann man kleine Auswertungen starten, was man besser weglassen oder anders machen sollte. Es gibt für diese Notizen diverse Apps, die man nutzen kann. Ein Stift und ein Zettel tun es aber auch! Ich finde, spätestens nach zwei Wochen kann man dann die Mitschriften und Apps auch sein lassen, da es dann doch irgendwie nervt. Nur in besonderen Fällen, z. B. wenn das Kind erkrankt ist, sollte man die Tabellen noch weiter fortführen. Ansonsten entspannen Sie sich bitte!

Das sollte auf den Einkaufszettel für Ihre Wochenbettkulinarik:

Nüsse (Cashew-Kerne, Walnüsse, Macadamia, Studentenfutter), Maronen, Grünkern, Hafer-, Dinkel- und Hirseflocken, Amaranth, Süßreis, Bulgur, Couscous, Butter, Sahne, Rote Bete, Kümmel, frische Petersilie, Bockshornkleesamenpulver, Lein- und Flohsamen, Kurkuma, Kardamom, Sternanis, Rosmarin, Fenchel, Kürbis, Wurzelgemüse, Süßkartoffeln, Kokosmilch, Ingwer, Fenchel, Chai-Tee, Getreidekaffee, Fisch, Lamm-, Rind- und Hühnerfleisch, Rohrzucker, Honig, Agavendicksaft, Himbeeren, rote Säfte, Birnen-, Bananen- Apfelkompott. Daraus lassen sich schöne Dinge zubereiten, die der ganzen Familie schmecken.

FEINE LECKEREIEN

Nun folgen ein paar kleine, aber feine Kochrezepte für Ihr Wochenbett, die ordentlich Power geben. Und auch das Rezept meiner jordanischen Wöchnerin Tamara für den „Wochenbett- und Rückbildungspudding" sowie eines für selbst gemachten leckeren „Chai-Latte" möchte ich Ihnen natürlich nicht vorenthalten:

Wochenbettpudding à la Tamara

Zutaten
- 6 EL Maismehl
- 1 l Milch
- 4 EL Zucker
- einige Körner Mistika (süßer Harz, der mit Zucker zermörsert wird; Sie bekommen ihn in arabischen Supermärkten)
- 1 EL Rosenwasser
- Pistazien, Mandeln oder Walnüsse, gehackt
- 1 TL Zimt

1. Maismehl und Zimt in einen Topf geben und mit etwas Milch glatt rühren.
2. Wenn keine Klümpchen mehr vorhanden sind, die restliche Milch, den Zucker, das im Mörser zerstoßene Mistaka und das Rosenwasser dazurühren.
3. Unter **ständigem** Rühren den Pudding bei mittlerer Hitze aufkochen, bis die Masse andickt.
4. Portionsweise abfüllen, mit zerhackten Nüssen und einem Hauch Zimt bestreuen.

Powerbomben

Die „Powerkugeln" können Sie ein paar Tage vor der Geburt zubereiten. Sie geben Kraft und Energie! Genau richtig für Wochenbett und Stillzeit.

Zutaten
- 1 Handvoll Nüsse (klein gehackt)
- 250 g Buchweizen, gemahlen
- 100 g Dinkel, gemahlen
- 150 g Gerste, gemahlen
- 150 g Butter
- 100 g Rohzucker
- 50 g Honig
- 100 g Mandelmus

1. Rösten Sie die Nüsse mit dem Getreide in der Pfanne an und geben Sie zum Schluss Butter, Zucker, Honig und Mandelmus dazu.
2. Daraus formen Sie 2 cm große Kugeln, die im Kühlschrank gelagert werden.

Gönnen Sie sich täglich bis zu 5 Stück.

Wochenbettkraftsuppe

Zutaten
- 1 Suppenhuhn in Bioqualität
- 2 Lorbeerblätter
- 3 Nelken
- 1 kleine Angelikawurzel
- Kurkuma
- 1 Stück Ingwer, ca. 2 cm groß
- Petersilie
- Suppengrün
- 1 Pastinake
- 1 frische Fenchelknolle
- 2–3 Karotten
- 1 TL Kümmelsamen
- 1 TL Fenchelsamen
- Pfeffer, Salz

1. Zerkleinern Sie die Zutaten grob und lassen Sie sie in 2–3 l Wasser über mehrere Stunden kochen.
2. Die Suppe kann dann abgeseiht und mit ein paar frischen Karottenstückchen, frisch geschnittener Petersilie und Vollkornreis verfeinert werden.

Rückbildungs-Chai-Latte

Zutaten für eine Kanne à 500 ml
- 5 TL Schwarztee
- 3 Kardamomkapseln, angestoßen
- 5 Nelken
- ½ TL Zimt
- 1 kleine Zimtstange
- ½ TL Ingwerpulver
- Milch oder Sahne zum Verfeinern

1. Alle Zutaten mit heißem Wasser übergießen und 10–12 Minuten ziehen lassen.
2. Zum Süßen Honig oder Agavendicksaft verwenden und mit Sahne oder Milch verfeinern. Lecker ist eine Haube aus Milchschaum mit Schokoladen-Zimtpulver.

Pro Tag 1 Tasse davon genießen.

Powersmoothie

Zutaten
- 300 ml Mandelmilch
- 2 EL feine Haferflocken
- 1 EL Agavendicksaft
- 200 g Himbeeren
- 1 Banane

Pürieren Sie alle Zutaten in einem Mixer oder mithilfe eines Stabmixers zu einem Smoothie. Die Menge reicht für zwei große Gläser.

Stillen

EINE KLEINE EINFÜHRUNG

„Ja, ich möchte stillen, falls es klappt!"

Warum so zweifelhaft? Warum sollte es denn nicht klappen? Oft ist die Stillzeit am Anfang holprig und schwierig und entspricht nicht dem, was uns die ganzen Hochglanzmagazine suggerieren und wie wir uns das vorgestellt haben: Die geschminkte, frisch entbundene Mama ohne Augenringe und offensichtlich auch ohne Schmerzen an den Brustwarzen, mit einem properen, schmatzenden Baby am Busen. Weit gefehlt, die Realität sieht oft anders aus. Selten klappt alles von Beginn an perfekt, aber durchzuhalten lohnt sich!

Ganz wichtig für einen guten Start in die Stillzeit ist das Anlegen gleich nach der Geburt und das häufige Stillen in den ersten Tagen, ohne dass man größere Pausen von einer zur nächsten Stillmahlzeit hat. Das frühe häufige Stillen und viel Körperkontakt wirken sich nachweislich auf eine lange Stilldauer aus, in der immer ausreichend Milch zu Verfügung stehen wird.

Wussten Sie, dass die Milch aus Ihrem Blut gebildet wird? In der chinesischen Medizin wird Muttermilch übrigens als „weißes Blut" bezeichnet. Der Inhalt Ihrer Brust besteht aus Fett-, Binde- und Drüsengewebe. In den Drüsenzellen, die mit Muskelfasern umwickelt sind und aussehen wie kleine Wollknäule, findet die Milchbildung statt. Diese Drüsenzellen nennen sich Alveolen. Die Milchbildung und das „Fließen" der Milch ist ein pures Hormongeschäft. Da kann auch kein Stilltee der Welt Wunder vollbringen. Das Hormon **Prolaktin**, das schon im Kapitel über den Schlaf erwähnt wurde (siehe Seite 56), ist das Milchbildungshormon. Durch das Saugen an der Brust wird das Hormon **Oxytocin** ausgeschüttet, das bewirkt, dass die Milch aus den Drüsen in die Milchgänge „herausgelassen" wird. Ihr Baby zieht quasi an bis zu 18 Milchgang-Strohhalmen, um an die Milch zu gelangen. Beide Hormone können durch Stress (Adrenalin), Nikotin, Medikamente, Alkohol und Drogen negativ sowie unter anderem durch viel Körperkontakt positiv beeinflusst werden.

WIE SETZT SICH DIE MUTTERMILCH ZUSAMMEN?

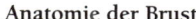

Anatomie der Brust

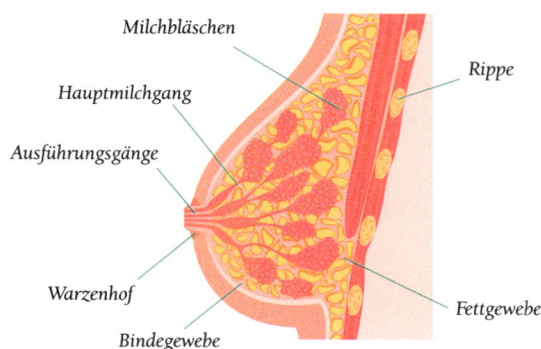

Milchbläschen

Hauptmilchgang

Ausführungsgänge

Rippe

Warzenhof

Fettgewebe

Bindegewebe

Schon in der Schwangerschaft konnten Sie bestimmt feststellen, dass ein wenig Milch aus Ihrer Brust austritt. Man nennt sie Kolostrum, sie sieht gelblich-weiß aus und ist sehr reich an Immunglobulinen. Diese Eiweiße spielen eine wichtige Rolle für die Immunabwehr. Die Muttermilch bleibt in ihrer Zusammensetzung aus Proteinen, Fett, Kohlenhydraten und Mineralien nicht immer gleich, sondern passt sich durchaus den Bedürfnissen des Kindes an. Gleich nach der Geburt ist die Milch sehr eiweißhaltig und in den kleinen Magen passt eine Füllmenge von 10 ml pro Mahlzeit. Mit jedem weiteren Lebenstag steigert sich die „Füllmenge" um weitere 10 ml. Am sechsten Lebenstag trinkt Ihr Baby also schon bis zu 60 ml pro Mahlzeit.

Ihr Baby sollte sich ungefähr 8–10-mal am Tag zum Trinken gemeldet haben. Dabei saugt es in einem aktiven Modus. Das bedeutet: ein- bis zweimal saugen, dann schlucken und dann wieder saugen. Saugt es bedeutend länger, bevor es schluckt, kann die Brust gewechselt werden. In der Regel ist das nach 20 bis 25 Minuten der Fall.

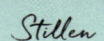

Vor dem Stillen können Sie Ihre Brüste ruhig etwas massieren. Legen Sie dazu Ihre Hände flach rechts und links auf die Brust auf und massieren Sie so mit leichtem Druck das Brustdrüsengewebe. Dabei wird häufig der Milchspendereflex ausgelöst. Machen Sie es sich zum Stillen möglichst immer erst als Mama gemütlich, eine ordentliche Sitzposition ist für ein entspanntes Stillen einfach sehr wichtig. Wählen Sie zudem häufig wechselnde Stillpositionen. Ihr Baby kann dadurch auch optimal Ihre Brust mit seinem Unterkiefer massieren und die Brustwarze wird nicht dauerhaft an einer Stelle belastet.

Stillpositionen

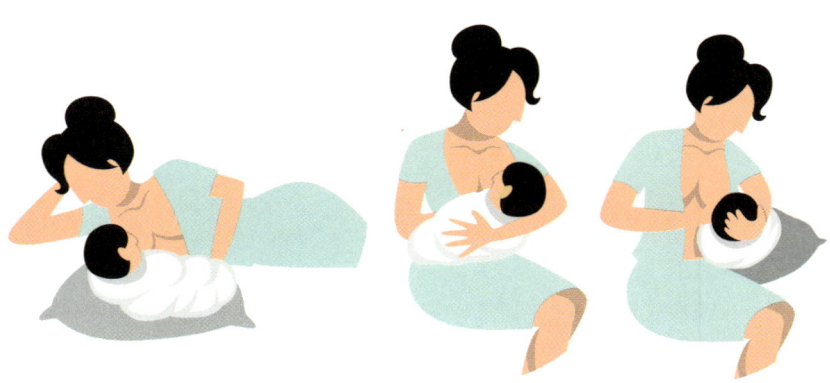

Ich erwähnte schon, dass das Stillen ein Hormongeschäft ist. Man kann aber die Milchbildung etwas unterstützen, indem man unter anderem Bockshornklee zu sich nimmt. Dies erfolgt am besten in Form von Kapseln. Sie bekommen diese in der Apotheke. Günstig für die Milchbildung sind Bitterstoffe, z. B. im Radicchio, Chicorée und Endiviensalat enthalten. Auch ein Tee aus Mariendistel und Tausendgüldenkraut kann förderlich sein. Achten Sie zudem auf Stressreduzierung. Lassen Sie sich mit allem Zeit und gönnen Sie sich zwischendurch immer kleine Ruhepausen. Vergessen Sie auch Ihre eigene Nahrungs- und Flüssigkeitsaufnahme nicht.

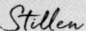

Milchbildungshemmend wirken Salbei und Pfefferminze. Negativ kann sich auch die Verwendung eines Stillhütchens auswirken. Ich will sie aber gar nicht verteufeln! Für manche Frauen sind sie ein Segen bei wunden Brustwarzen. Sie sollten aber mittelfristig versuchen, wieder ohne Hütchen zu stillen. Die Milchbildung kann außerdem durch starken Blutverlust während der Geburt beeinflusst werden. Die Hypophyse wird dadurch nicht ausreichend durchblutet und die Bildung der Hormone Prolaktin und Oxytocin beeinträchtigt. Des Weiteren spielen Schilddrüsenerkrankungen und eventuell vorausgegangene Brustoperationen, bei denen das Drüsengewebe durchtrennt wurde, eine Rolle. Wichtig zu wissen ist, ob die Plazenta tatsächlich vollständig geboren wurde. Ist noch ein Rest in der Gebärmutter verblieben, kann dieser noch aktiv sein. Das bedeutet, dass der Körper noch auf Schwangerschaft und nicht auf Stillzeit eingestellt ist. Das Prolaktin, das für die Milchbildung benötigt wird, kommt nicht in Gang. Auch Frauen, die regelmäßig Alkohol trinken, bestimmte Medikamente einnehmen oder Drogen konsumieren, können zu wenig Milch bilden. Und leider können auch ältere Wöchnerinnen Probleme haben, da auch Prolaktinrezeptoren einem Alterungsprozess unterstehen.

Eine reduzierte Milchproduktion kann aber auch auf der kindlichen Seite seine Ursache haben. Gelegentlich ist ein zu kurzes Zungenbändchen der Auslöser dafür. Das zu kurze Bändchen unter der Zunge, das häufig durch eine Einkerbung an der Zungenspitze erkennbar ist, verhindert, dass die Zunge sich richtig beim Saugvorgang unter die Brust schieben kann. Die benötigte wellenförmige Massage der Brust findet dadurch nicht statt. Sollte Ihnen ein ständiges **Schnalzgeräusch** beim Trinkvorgang auffallen, könnte ein zu kurzes Zungenbändchen dahinterstecken. Das Zungenbändchen kann ganz problemlos und ohne Betäubung durch einen Kieferchirurgen durchtrennt werden.

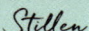

WOHER WISSEN SIE, DASS IHR BABY HUNGRIG IST?

Ihr Baby muss nicht immer lautstark brüllen, wenn es hungrig ist. In der Regel gibt es Schmatzgeräusche von sich, dreht den Kopf zur Seite und signalisiert damit, dass es die Brustwarze sucht. Häufig werden Sie auch in der Nacht schon durch das Schmatzen wach, sodass Sie Ihr Baby zügig anlegen und gleich wieder die Augen zumachen können.

Zum Stillen brauchen Sie immer eine gute Position. Bevor Sie nicht richtig gelagert sitzen, sollten Sie, zumindest in der ersten Zeit, Ihr Kind nicht andocken. Genau diese „Schnell-schnell"-Aktionen führen häufig dazu, dass das Baby nicht richtig an der Brust sitzt und die Brustwarzen darunter leiden müssen.

Stützen Sie sich immer gut durch ein Stillkissen und mehrere kleine Kissen ab, die Sie unter das Stillkissen schieben, bis Sie eine gute Höhe erreicht haben. Man fühlt sich immer ein wenig wie die „Prinzessin auf der Erbse". Hat sich alles eingespielt und Sie fühlen sich schon sicherer, fliegen peu à peu auch die Kissen weg.

Auch unterwegs müssen Sie dann keine Scheu mehr haben, Ihr Kind z. B. im Restaurant zu stillen. Für viele Frauen ist der Gedanke in der Öffentlichkeit zu stillen komisch. Nehmen Sie einfach ein großes Halstuch oder einen breiten Schal mit und legen Sie sich diesen über Ihre Schulter. Ihr Baby ist dann versteckt, kann in Ruhe trinken und Ihnen guckt niemand auf den Busen.

Legen Sie Ihr Baby so an, dass Sie immer Bauch an Bauch liegen und der Mund weit geöffnet ist. Die Brust wird, wenn nötig, mit einem lockeren C-Griff unterstützt. Bitte „quetschen" Sie Ihre Brust beim Stillvorgang nicht, um sie vielleicht so besser dem Kind in den Mund zu geben. Sie drücken sich dabei eher die Milchgänge ab und bewirken einen verminderten Milchfluss.

Die Lippen Ihres Babys sind „ausgestülpt", wenn es andockt. Wie ein kleiner Fisch sitzen die Lippen nun fest an der Brust und bilden in der Regel ein Vakuum, sodass relativ wenig Luft eingezogen wird und ein Bäuerchen nicht immer nötig ist. Das bedeutet für Sie, dass Sie Ihr Baby, falls Sie den Stillvorgang unterbrechen möchten, nicht einfach von der Brust „rupfen" sollten. Die Kinder sind wirklich sehr fest „angedockt" und es ist in diesem Fall sehr schmerzhaft, sie abzuziehen. Zum Lösen Ihres Babys führen Sie Ihren kleinen Finger in den Mundwinkel Ihres Babys ein, dadurch löst sich das Vakuum.

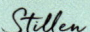

Sie werden auch bemerken, dass Ihr Baby die Zunge über die untere Zahnleiste hervorschiebt. Die Zunge bewegt sich nun wellenartig auf und ab, wodurch die Brustwarze und der Vorhof gegen den harten Gaumen gedrückt werden. Es kommt dabei zu einem Wechselspiel aus Kompression und negativem Druck. Alles läuft bestens! Vielleicht haben Sie bemerkt, dass Ihr Baby am Anfang des Trinkvorgangs sehr schnell saugt. Dabei wird der Milchspendereflex ausgelöst. Fließt die Milch, saugt es langsamer und trinkt in tiefen Zügen. Schauen Sie auch mal auf die kleinen Ohren! Wackeln diese beim Saugen? Dann läuft alles richtig.

WUNDE BRUSTWARZEN

Wunde Brustwarzen sind oft ein Indikator für eine nicht ganz optimale Anlegetechnik. Manchmal steckt auch mangelnde Hygiene oder ein falscher Einsatz der Milchpumpe dahinter. Bitte lassen Sie auch hier noch einmal Ihre Hebamme oder Stillberaterin einen Blick darauf werfen.

Es gibt einige Helferlein, die man bei entzündeten und schmerzenden Brustwarzen einsetzen kann. Versuchen Sie zunächst ganz einfache Mittel. Manchen Brustwarzen genügt ein Luft-Sonnenbad. Basteln Sie sich den Donut als Abstandshalter zur Kleidung (siehe Seite 74). Reiben Sie Ihre Brustwarze nach dem Stillen mit etwas Muttermilch ein. Eine Kompresse mit Schwarztee kann helfen. Traubenzuckerpulver, das man nach dem Stillen auf die leicht feuchte Brust aufträgt, kann Wunder bewirken. In der Apotheke oder in der Drogerie können Sie fertige Kompressen kaufen, die mit einem Bio-aktiv-Gel getränkt sind. Gekühlt aufgelegt, sind sie besonders angenehm und wirken hautberuhigend. Sie dürfen diese Auflagen nur nicht den ganzen Tag tragen, da die Haut sonst zu sehr aufweicht. Manchen Frauen hilft Wollfett, welches auf die Haut aufgetragen wird. Fragen Sie Ihre Hebamme auch nach einem Silberhütchen. Dieses Edelmetall hat desinfizierenden und entzündungshemmenden Charakter. Dieses Wissen hat man sich auch bei Stilleinlagen zunutze gemacht und einen Silberfaden eingewebt. Ganz wichtig bei entzündeten Brustwarzen ist immer die Handhygiene, damit durch Berührung keine Keime in die Brust eindringen können.

Denken Sie bei allen Schmerzen im Wochenbett auch an die Einnahme des Wirkstoffs Ibuprofen. Bis zu einer Dosierung von 1600 mg ist die tägliche Einnahme in der Wochenbett- und Stillzeit erlaubt.

Fieber, grippeartige Symptome, Schüttelfrost, Rötungen und Schmerzen der Brust können Hinweise auf eine Brustentzündung sein. Sie müssen auf jeden Fall Bettruhe einhalten, die Rötung am besten durch Quarkauflagen oder Wickel kühlen und bitte nehmen Sie Ibuprofen ein, da dieses Medikament entzündungshemmend, schmerzlindernd und fiebersenkend wirkt. Für die Quarkauflage bestreichen Sie eine Mullwindel dick damit und falten sie zusammen. Den Wickel legen Sie so auf die Brust, dass die Brustwarze ausgespart wird. Alternativ nehmen Sie einen flüssigen Heilkräuterauszug aus Thymol, Arnika und Rosmarinöl auf Hühnereiweißbasis für die Wickelherstellung, diesen bekommen Sie in der Apotheke. Sie vermischen ein Drittel der Lösung mit zwei Dritteln Wasser und tränken eine Mullwindel damit, die dann auf die Brust aufgelegt wird. Werden die Symptome nach zwei Tagen nicht besser, müssen Sie Ihre Gynäkologin aufsuchen. Haben Sie ähnliche Symptome, sind aber fieberfrei, handelt es sich um einen Milchstau. Dieser kann ebenfalls sehr schmerzhaft sein. Auch hier sind Bettruhe und die Anwendung von Wickeln ratsam.

Legen Sie vor dem Stillen einen warmen Wickel oder ein Kirschkernsäckchen auf die Brust. Dadurch weiten sich die Milchgänge. Legen Sie Ihr Baby mit dem Kinn auf die Verhärtung, die Sie in der Brust fühlen können. Massieren Sie ruhig vor und beim Stillvorgang sanft die Brust mit. Nach dem Stillen einen kalten Wickel auflegen. Manchen Frauen tun auch kalte Kohlblätter im BH gut. Es gibt auch spezielle Kühlkompressen zu kaufen, die sich der Brustform anpassen. Achten Sie darauf, dass die Brust immer gut entleert wird. Zur Not muss eine Milchpumpe angewendet werden.

WIE LANGE SOLLTE MAN STILLEN?

Die WHO empfiehlt das ausschließliche Stillen in den ersten sechs Lebensmonaten sowie das Stillen in Kombination mit Beikost bis über das zweite Lebensjahr hinaus. Wir wissen, dass das Stillen eine große Bedeutung für die Gesundheit von Mutter und Kind hat. Aber nur Sie alleine entscheiden, wie lange Sie Ihr Baby stillen möchten. Sie sind keine schlechte Mutter, wenn Sie nicht stillen können oder wollen. Sie werden Ihre Gründe dafür haben, die man nicht verurteilen sollte. Ich habe es aber schon viele Male erlebt, dass sich Frauen doch noch umentschieden haben, wenn man durch viele Gespräche und Hilfestellungen Zweifel und Ängste aus dem Weg räumen konnte.

Mein Stilltagebuch

Erste Betriebsanleitung

FÜR DAS BABY

Es gibt ein paar Besonderheiten bei Ihrem Baby, die Sie kennen sollten. Ich verstehe alle Eltern nur zu gut, die sich Sorgen um ihr Baby machen. Woher auch sollten Sie wissen, dass alles in Ordnung ist? Gerade beim ersten Kind ist man häufig verunsichert und packt schnell mal panisch den Spross ein, um in die Kinderklinik zu fahren.

Bevor Sie sich auf den Weg machen:
1. Versuchen Sie, Ihre Hebamme zu kontaktieren.
2. Rufen Sie bei Ihrem Kinderarzt an und bitten telefonisch um Rat.
3. Rufen Sie auf der Wochenbettstation Ihrer Geburtsklinik an. Dort sitzt auch nachts eine nette Hebamme, die Sie schnell beruhigen kann.
4. Rettungsstellen sind für Notfälle da! Bitte beherzigen Sie das. Ein schreiendes Kind mit „quersitzendem Pups" hat dort nichts verloren. Bitte nehmen Sie mir diese Bemerkung nicht übel. Die Ambulanzen sind heute mehr als ausgelastet. Sie werden lange Wartezeiten in Kauf nehmen müssen, fangen sich im schlimmsten Fall selbst noch einen Keim ein und werden unverrichteter Dinge, mit unbefriedigenden Antworten oder einer übertriebenen Diagnose wieder nach Hause geschickt. Im Klartext bedeutet das, Sie werden nicht schlauer als vorher sein.

Ist Ihr Neugeborenes schlapp, trinkfaul, apathisch, blass, fiebrig oder hat es Atemgeräusche, ist es **definitiv ein Fall für die Kinderklinik.**

Viele Babys haben nach der Geburt eine **Brustdrüsenschwellung**. Unter der Brustwarze ist dann ein kleiner „Knubbel" zu tasten, der erhaben aussieht. Dies kann bei beiden Geschlechtern auftreten. Bitte drücken Sie nicht an der kleinen Brust herum, es tut Ihrem Kind weh. Sie sollten starke Schwellungen mit Heilwolle abpolstern.

Fast alle Babys haben kleine, weiße Pünktchen auf der Nase. Sie werden **Milien** oder auch **Grießkörner** genannt. Es sind Zysten aus Hornmaterial, die an den Talgdrüsenausgängen sitzen und nach ein paar Tagen von alleine verschwinden.

Das **Neugeborenen-Exanthem** tritt ebenfalls kurz nach der Geburt auf. Die Haut weist klare mit Flüssigkeit gefüllte Bläschen und rotem Vorhof auf, die durch den Wegfall des Schwangerschaftshormons entstehen. Es ist ebenfalls völlig harmlos und verschwindet von alleine wieder.

Der **Storchenbiss** zeigt sich durch einen roten Fleck auf dem Augenlid, im Nacken oder auf der Nasenwurzel. Manchmal ist er auch an allen drei aufgezählten Stellen sichtbar. Die Flecken entstehen durch ausgeweitete kleine Blutgefäße unter der Haut. Sie sind völlig harmlos. Hat Ihr Baby gerade geweint, werden diese Stellen besonders gut durchblutet und sehen noch röter aus.

Beide Geschlechter „pieseln" nach der Geburt einen orangefarbenen Fleck in die Windel. Es handelt sich um das **Ziegelmehlsediment**, das oxidierter roter Blutfarbstoff ist. Auch dieses Phänomen ist völlig unbedenklich und kommt in der Regel nicht häufiger als ein- bis zweimal vor.

Bei Mädchen kann eine **vaginale Blutung** auftreten, die durch noch im Blut befindliche mütterliche Hormone ausgelöst wird. Es ist eine kleine „Mini-Periode", die unterschiedlich stark ausfallen kann. Machen Sie sich keine Sorgen, es ist völlig unbedenklich.

Am ersten und eventuell auch zweiten Lebenstag wird Ihr Baby vermehrt **spucken** und **niesen**. Beides wird ausgelöst durch Fruchtwasserreste, die sich noch im Nasenrachenraum befinden. Auch nach den ersten zwei Lebenstagen kann Ihr Baby noch häufig niesen, was so einiges an kleinen Popeln hervorbringen kann.

Hört sich Ihr Baby, insbesondere nach dem Trinken, verschnupft und „röchelig" an, liegt das meistens daran, dass die Muttermilch oder Nahrung den Nasenrachengang hochgezogen wurde, Ihr Baby ist definitiv nicht ernsthaft krank.

Auch vermehrter Schluckauf wird Ihnen auffallen. Diesen haben Sie bestimmt auch schon in Ihrer Schwangerschaft bemerkt. Ihr ganzer Bauch hat „rhythmisch" gebebt. Und nun schüttelt er Ihr Baby durch. Machen Sie sich keine Sorgen, es ist normal, tut Ihrem Baby nichts und hört nach einigen Wochen auf, so häufig aufzutreten.

Gelegentlich fallen Ihnen ein paar Tage nach der Geburt **verklebte Augen** bei Ihrem Baby auf. Das Sekret kann Farbtöne von durchsichtig bis grün aufweisen. Diese Verklebungen treten durch Bakterien, Zugluft oder verengte Tränenkanäle auf. In letzterem Fall hilft eine kleine Massage, bei der man unterhalb der Augen in Richtung Augeninnenwinkel massiert. Bitte wischen Sie Ihrem Baby mit abgekochtem Leitungswasser oder Kochsalzlösung von außen nach innen die Augen sauber. Es kann mehrere Tage bis Wochen dauern, bis die Verklebungen besser werden. Ist das Sekret grünlich, gehen Sie bitte zum Kinderarzt. Meistens müssen dann antibiotische Augentropfen verordnet werden.

Zwischen dem zweiten und fünften Lebenstag kann Ihr Baby plötzlich gelb aussehen. Dies passiert durch den Abbau von rotem Blutfarbstoff. Als Abbauprodukt entsteht das Bilirubin, ein gelber Blutfarbstoff, der sich im Unterhautfettgewebe ablagert und die Gelbfärbung der Haut bewirkt. Es handelt sich um die **Neugeborenen-Gelbsucht.** Wichtig und unterstützend beim Abbau des Bilirubins ist häufiges Stillen. In der Leber wird das Bilirubin in eine wasserlösliche Variante umgebaut, damit es besser über den Stuhlgang ausgeschieden wird. Förderlich sind auch Spaziergänge am Sonnenlicht, da der Abbauprozess dadurch beschleunigt werden kann. Ist Ihr Baby karottenrot, trinkfaul und schlecht aufzuwecken, gehen Sie bitte zum Kinderarzt oder in die Kinderklinik, um die Blutwerte zu kontrollieren. Eventuell muss Ihr Baby eine Fototherapie erhalten.

In den ersten Tagen nach der Geburt hat Ihr Baby wahrscheinlich sehr **trockene Haut.** Am Handrücken, auf dem Bauch und am Fußrücken löst sich die obere Hautschicht in manchmal recht großen „Fetzen" ab. Keine Sorge! Die Haut erneuert sich nur, sie hat ja lange genug im Fruchtwasser gelegen. Ist die Haut wirklich sehr trocken und auch schon rissig mit kleinen Blutkrusten, dürfen Sie jetzt zur Pflege greifen. Gelegentliches Einreiben mit Mandelöl oder das Auftragen einer Wundcreme auf die eingerissenen Stellen ist auf keinen Fall verkehrt.

Ein nicht unwesentlich großer Anteil an Schwangeren bekommt während der Geburt ein Antibiotikum verabreicht, da zum Beispiel in der Schwangerschaft eine B-Streptokokken-Infektion festgestellt wurde. Antibiotikaeinnahmen führen beim Baby gelegentlich zu **Pilzinfektionen,** auch **Soor** genannt.

Auftreten kann der Pilzbefall am Po und im Mund. Am Po werden Sie kleine Pusteln mit krausartigen Schuppen sehen können. Im Mund macht sich der Pilzbefall durch einen weißen, dicken Belag auf dem hinteren Teil der Zunge und durch eine gerötete Schleimhaut mit weißen Stippen in den Wangeninnentaschen bemerkbar. Es gibt gute Präparate, die man frei verkäuflich in der Apotheke besorgen oder sich durch den Kinderarzt verschreiben lassen kann. In diesem Zusammenhang sollte man auch immer die Sanierung des Darms von Mutter und Kind mit in Erwägung ziehen, da man sonst mit einem ständig wiederkehrenden Soorbefall in die „Dauerschleife" geraten kann. Achten Sie als Mutter bitte auf Ihre Brüste! Leiden Sie dauerhaft unter juckenden Brustwarzen oder ständig auftretenden stechenden Schmerzen in der Brust? Auch da kann ein Pilzbefall dahinterstecken. Lassen Sie das bitte durch Ihre Gynäkologin abklären.

Etwa 14 Tage nach der Geburt wird das Thema **Blähungen** und **Bauchschmerzen** Sie beschäftigen. Gerade in den Abendstunden von 17 bis 23 Uhr, hat man das Gefühl, „täglich grüßt das Murmeltier": Abend für Abend wiederholt sich das Geschehen. Leider gehört dieses Phänomen ein wenig zum „Babysein" dazu. Auf der einen Seite ist das Verdauungssystem noch sehr unreif, auf der anderen Seite werden die Sinneseindrücke des Tages verarbeitet. Achten Sie auch auf die Trinkgewohnheiten Ihres Kindes. Ist da ein kleiner Hektiker am Werk, der nach einer „Druckbetankung" wohlig rülpsend von der Brust abfällt? Dieser Trinktypus hat in der Regel mehr mit Blähungen zu tun als die kleine Schlafmütze, die man nach ein paar Schlückchen wieder beherzt zwicken muss, damit weitergetrunken wird. Im ersten Fall versuchen Sie, Ihr Baby ein Bäuerchen machen zu lassen. Das gelingt sehr gut, wenn Sie sich Ihr Baby aufrecht auf den Schoß setzen, es unter den Achseln festhalten und es im Uhrzeigersinn sanft um die eigene Achse kreisen lassen.

Damit sich Ihr Baby entspannen kann, braucht es viel **Wärme,** zum Beispiel durch ein gut temperiertes Kirschkernsäckchen, und eine Bauchmassage im Uhrzeigersinn. Eventuell benutzen Sie ein Kümmelöl, speziell für Babys. Auch Fahrradfahren mit den Beinchen kann den einen oder anderen Pups lösen. Legen Sie Ihrem Baby das Kirschkernsäckchen auf den Bauch oder auf die Füße.

Denken Sie ruhig auch über die Gabe eines Kümmelzäpfchens nach. Nach ungefähr einer Stunde setzt die entspannende Wirkung ein. Viele Eltern berichten auch über die positive Wirkung durch Gabe von Simeticon-haltigen Tropfen. Alternativ kann man zunächst aber auch auf homöopathische Mittel zurückgreifen. Probieren Sie es mal mit der krampflösenden Kamille: Geben Sie dem Baby vor jedem Stillen ein bis zwei Globuli zum Lutschen, das kann manchmal sehr hilfreich sein.

Wussten Sie, dass Ihr Baby bis zu 12 Mal am Tag **Stuhlgang** haben kann? Kinder verdauen sehr schnell und scheiden einen sehr flüssigen und hellen Stuhlgang aus. Farbveränderungen der Ausscheidungen können mit der Nahrungszufuhr der Mutter zusammenhängen oder aber Anzeigen, dass das Baby unter Umständen zu kurz gestillt wurde. Die Kinder bekommen in der Regel bei dauerhaft grünem Stuhlgang zu wenig von der fettreichen Hintermilch ab. Achtet man auf längere Stillzeiten, färbt sich der Stuhlgang wieder ins gelb-ockerfarbene. Ungefähr einen Monat nach der Geburt kann Ihr Baby auch bis zu 14 Tage gar keinen Stuhlgang haben. Auch das ist normal und hängt mit Wachstumsschüben zusammen, bei denen die Milch sehr gut verwertet wird.

Eine gute Möglichkeit, einen von Bauchschmerzen geplagten Säugling zu tragen, ist der **Fliegergriff.** Stecken Sie ruhig ein Kirschkernsäckchen zwischen Ihren Arm und den Bauch des Babys. Dann ist diese Position umso entspannender.

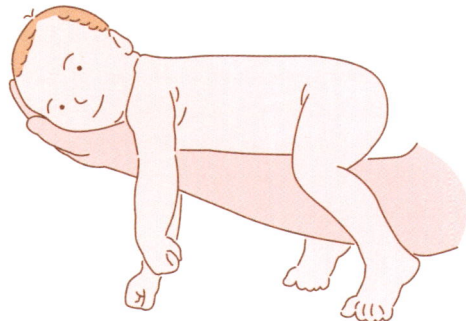

Vielleicht wird Ihnen eine Bauchmassage in den ersten Tagen nicht ganz so gut gelingen, da noch der **Nabelschnurrest** am Baby „hängt" und Ihre Berührungsängste etwas groß sind. Diese Ängste sind unbegründet. Trauen Sie sich ruhig, diese „Kordel" anzufassen. Es passiert nichts! Sehen Sie es eher als kleines Wunder an, dass über diese Verbindung die Versorgung Ihres Babys stattgefunden hat.

Schon einen Tag nach der Geburt haben Sie sicherlich bemerkt, dass sich die weiße Nabelschnur farblich verändert hat und schwarz geworden ist. Ein Mumifizierungsprozess hat eingesetzt. Laut Lehrbuch wird der verbleibende Rest innerhalb der ersten zehn Lebenstage abfallen. Manchmal braucht es aber auch mehrere Wochen Zeit, bis dies geschieht. Dass der Nabel bald abfallen wird, kündigt sich durch einen beginnenden Lösungsprozess an. Der Nabel sieht am Grund suppig, schleimig und schmierig aus. Eventuell „müffelt" er auch etwas. Halten Sie den Nabel sauber und wischen Sie die feuchten und eventuell krustigen Stellen trocken. Dazu verwenden Sie ein Wattestäbchen, das mit Haut-Desinfektionsmittel, Muttermilch oder Kochsalzlösung getränkt ist. Falls Sie sich nicht trauen, wird Ihre Hebamme das für Sie gerne übernehmen. Den abgefallenen Nabelschnurrest können Sie übrigens aufheben und in einem kleinen Stoffsäckchen aufbewahren. Meine Kinder werden Ihr kleines Beutelchen zu ihrem Auszug von uns bekommen. Eine kleine Geste, die dann die endgültige Abnabelung symbolisieren soll. Aber vielleicht bin dann dieses Mal ich auf dem Holzweg!

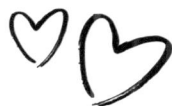

Geschwisterkinder

AUS EINEM WERDEN ZWEI ODER VIELE

Geschwisterkinder haben meist den richtigen Riecher, wenn sich in der Familienkonstellation etwas verändert. Schon in der Schwangerschaft werden sie anhänglich und fallen gelegentlich in alte Verhaltensmuster, wie nuckeln, zurück. Es ist immer von Vorteil, sie in Dinge einzubeziehen und ihnen viel zu erklären. Damit gibt man ihnen nicht das Gefühl, ausgegrenzt zu werden. Investieren Sie viel Zeit und Zuneigung in Ihr „großes Kind". Reservieren Sie ein Zeitfenster am Tag nur für das Geschwisterkind. Das Baby wird dann bei Ihrem Partner sein. Tür zu und „Mama-Zeit" für Kind Nummer 1. Große Eifersuchtsanfälle werden sich so in Grenzen halten.

Um Geschwisterkinder gut auf den Familienzuwachs vorzubereiten, erkundigen Sie sich bei den Krankenhäusern und Hebammenpraxen an Ihrem Wohnort, ob dort Geschwisterkurse angeboten werden. Kinder ab 3 Jahren bekommen dort einen guten Einstieg in das Thema. Zudem gibt es viel Literatur für Kinder jeden Alters, die die Geschwisterthematik behandeln und auf das Baby vorbereiten.

Eine große Wirkung hat folgende Geste: Wenn Ihr großes Kind das Baby zum ersten Mal sieht, sollte es möglichst nicht in Ihrem Arm liegen. Es signalisiert: Dieser Platz ist belegt. Nehmen Sie besser Ihr großes Kind mit zu sich ins Bett und erst dann das Baby zu sich. Wenn das Große das Baby halten möchte, nur zu! Sie sind ja dabei!

Sprechen Sie im Vorfeld mit Besuchern. Auch wenn alle auf das Baby gespannt sind, sollte das große Geschwisterkind Priorität haben und ebenfalls ein kleines Geschenk bekommen. Schön ist es, wenn das große Kind den Besuchern das Baby zeigen darf.

Kleinere Geschwisterkinder verstehen noch nicht, dass Mama und Baby beim Stillen Ruhe brauchen. Hier hilft eine „Stillkiste" mit vielen Kleinigkeiten, die Ihr großes Kind noch nicht kennt. Dinge zum Basteln, Fadenspiele, Zauberstifte, Malbücher und mehr vertreiben die Zeit, während Sie stillen oder füttern. Stillzeiten sind auch immer gute Vorlesemöglichkeiten. Auf dem Sofa kuschelnd haben alle etwas davon.

Geschwisterkinder

Wenn Sie in Vorbereitung auf das neue Baby sind, enteignen Sie das größere Geschwisterkind nicht ungefragt von seinen eigenen Sachen, auch wenn diese schon gar nicht mehr in Benutzung sind. Fragen Sie besser um „Erlaubnis", ob Sie die Dinge für das Baby benutzen dürfen. Sie werden erstaunt sein, was Ihr großes Kind plötzlich alles an Spielzeug und Kleidung herausgibt. Ist das Baby dann geboren, bringt dieses am besten dem Geschwisterkind ein Spielzeug als kleine „Entschädigung" mit. Auch nach der Geburt sind insbesondere 3–6-jährige Geschwister voller Eifer dabei, wenn sie helfen dürfen. Kleine Aufgaben, wie: „Such du doch heute einen Strampelanzug aus" sind hochbegehrt und stärken das Selbstbewusstsein.

Oft erlebe ich, wie Mütter an sich zweifeln. Sie machen sich Vorwürfe, keine gute Mutter mehr zu sein, weil sie sich nicht mehr so intensiv um das Erstgeborene kümmern können. Die Zweifel treten immer dann besonders stark auf, wenn das Erstgeborene plötzlich um sich tritt und gegen die Mutter rebelliert. Es liegt in der Natur der Sache, dass man sich nicht zerteilen kann. Ich habe selbst als Mutter gute Erfahrungen damit gemacht, den größeren Geschwisterkindern in „Rebellionsphasen" mit viel Liebe zu begegnen. Ein um sich tretendes Kleinkind rechnet nicht damit, dass es plötzlich in den Arm genommen und gestreichelt wird. Es heißt aber auch nicht, dass man des lieben Friedens willen alles durchgehen lassen muss.

Sehen Sie es positiv! Es ist ein großes Glück, mit Geschwistern aufwachsen zu können, und niemand erwartet, dass Sie die Erziehung und Pflege alleine übernehmen. Nehmen Sie sich den Spruch zu Herzen: „Um ein Kind zu erziehen, bedarf es der Hilfe eines ganzen Dorfs". Suchen Sie sich Helfer Ihres Vertrauens. Ob das die Großeltern, Tanten oder Kindergarteneltern sind. Egal! Nehmen Sie es an, wenn man Ihnen Unterstützung anbietet oder fordern Sie sie ein. Sie werden erstaunt sein, wie viele Ihnen tatkräftig helfen, ohne eine Gegenleistung dafür zu erwarten.

Sollte wirklich niemand für Sie da sein und es gibt Probleme bei Ihrer Genesung, besprechen Sie mit Ihrer Krankenkasse, Hebamme und Gynäkologin, ob Unterstützung durch eine Haushaltshilfe möglich ist. Es gibt viele Haushaltshilfe-Vermittlungsstellen in den Städten und Gemeinden. In der Regel kennen diese auch die sozialmedizinischen Dienste Ihrer Geburtsklinik und sind bei der Vermittlung behilflich. Die Kosten dafür werden, bis auf einen kleinen Eigenanteil, von der Krankenkasse übernommen.

Der Umgang mit

GROSSELTERN UND VERWANDTSCHAFT

Nicht nur Sie freuen sich über die Ankunft Ihres Nachwuchses, sondern auch der restliche Teil der Familie. Alle sind neugierig und können es kaum erwarten. Regeln Sie schon im Vorfeld, wann und vor allem in welcher Länge Sie die Besuche gerne hätten. Hängen Sie auch gerne ein Schild im Flur auf: „HÄNDE WASCHEN NICHT VERGESSEN" und: „RAUCHER MÜSSEN DRAUSSEN BLEIBEN". Sehr provokant, hilft aber.

Ein Milchstau ist meist vorprogrammiert, wenn die Schwiegermutter den halben Tag bei der Wöchnerin auf dem Sofa sitzt und das Kind nicht mehr vom Arm lässt. Bedenken Sie bitte, dass es für Ihren kleinen Zwerg eine absolute Zumutung ist, wenn er von einem zum nächsten Arm herumgereicht wird und ihm alle mit einem „Dutzi-Dutzi" über das Gesicht streicheln. Handhaben Sie es so, dass nur ein Besucher das Baby halten und bestaunen darf. Beim nächsten Mal ist ein anderer dran. Die Kinder sind irritiert, weil sie den Geruch der Eltern nicht mehr in der Nase haben. Dazu sind ihnen die Stimmen nicht vertraut. Babys verschlafen diese Situationen gerne. Das ist reiner Selbstschutz. Verarbeitet wird das Ganze dann am Abend, was eine lange Schreiphase mit sich bringen kann, worunter insbesondere Sie als Eltern leiden werden.

Vielleicht haben Sie aber auch eine Familie, die sehr rücksichtsvoll ist, sich zurücknimmt und erst fragt, bevor etwas gemacht wird. Herzlichen Glückwunsch, schätzen Sie sich glücklich und überspringen Sie dieses Kapitel.

Zu den ganzen Besuchsarien, die schon in der Klinik beginnen, kommt dann noch ein ganzer Haufen guter, aber ungefragter Ratschläge. Ich erlebe es sehr häufig bei meinen Hausbesuchen. Die Wöchnerin weint, weil sie über Bemerkungen der eigenen Mutter völlig verunsichert ist, obwohl sie sich doch fest vorgenommen hatte, nicht darauf zu reagieren!

„Das Kind ist zu kalt, es hat kalte Hände", „Das Kind ist zu dünn, du hast bestimmt zu wenig Milch. Kind, du isst zu wenig", „Euer Kind muss immer eine Mütze auf dem Kopf haben", „Es niest so viel, es wird bestimmt krank. Ich habe euch doch gesagt, dass es bei euch zu kalt ist", „Ihr verwöhnt das Kind, wenn ihr es ständig mit euch herumtragt und sofort hochnehmt!"

Peng! Das hat gesessen. Bei fast jeder Familie, die ich besuche, kommen wir zwangsläufig auf dieses Thema zu sprechen.

NEIN, Sie können Ihr Baby im ersten Lebensjahr nicht verwöhnen. All das, was Sie ihm an Zuneigung und Zuwendung geben, zahlt sich doppelt und dreifach aus. Babys brauchen den Körperkontakt, geben Sie ihm diesen bitte auch.

Schreiphasen am Abend gehören leider zum Babysein dazu. Sie werden Ihr Kind natürlich nicht schreien lassen, sondern nehmen es hoch und versuchen, es zu beruhigen. Wahrscheinlich werden Sie Ihr Baby mit zu sich ins Bett nehmen und auf Ihrer eigenen Brust schlafen lassen. Sie werden irgendwann das Gefühl haben, Ihr Kind „klebt" an Ihnen fest. Ja, ja, ja, lassen Sie das zu! Es ist kein Verwöhnen, sondern ein Erfüllen von Grundbedürfnissen.

Bleiben Sie also entspannt, stellen Sie Ihre Ohren auf Durchzug und tun Sie einfach so, als seien Sie interessiert. Das Gespräch können Sie abrupt beenden, wenn Sie sich ins Schlafzimmer zum Stillen zurückziehen und Ihrem Partner, falls gerade anwesend, den Besuch aufs Auge drücken. Es hat oft keinen Sinn, die eigenen Eltern „anzugiften". Es bringt nur schlechte Stimmung in die Familie und führt zu nichts. Den richtigen Weg werden Sie gut alleine finden und vielleicht ist ja doch mal ein brauchbarer Rat dabei, den Sie dankbar annehmen und umsetzen können.

Mutter sein

„SO HABE ICH MIR DAS NICHT VORGESTELLT!"

Darf man als Mutter mal so richtig laut „Scheiße" brüllen?
Wenn nichts mehr geht, wenn man vor lauter Übermüdung schon Zahnstocher braucht, damit man die Augen überhaupt noch offen halten kann, wenn man nur noch am Dauerstillen ist und der Haushalt aussieht wie bei Hempels? Aber klar, nur raus damit!

In dem Moment, wenn man zwei rote Streifen auf dem Schwangerschaftstest sieht, setzt einem das Gehirn die rosarote Brille auf. Auf der Packung aus der Apotheke steht in der Regel unter Nebenwirkungen nicht, dass Kinder auch sehr anstrengend sein können und man als Eltern gelegentlich die Fassung verliert. Kein Mensch der Welt hat so starke Nerven, dass er nach mehreren durchwachten Nächten immer noch milde lächelnd durch die Welt läuft und alles als „total easy" abtut.

Tipp

Wenn Ihr Partner Sie noch mit wachen Augen angucken kann, bitten Sie ihn darum, Ihnen eine sofortige Auszeit zu schenken. Gehen Sie postwendend mit Ohrstöpseln ins Bett und versuchen Sie, sich für drei Stunden auszuruhen. Vielleicht haben Sie abgepumpte Milch im Kühlschrank, die gefüttert werden kann, falls sich Ihr kleiner Zwerg meldet. Entweder sind Sie so erschöpft, dass Sie sofort einschlafen werden oder Ihr vegetatives Nervensystem ist so überdreht, dass Sie ein wenig Zeit brauchen, um „runterzufahren". Diesen Vorgang können Sie sehr gut und schnell unterstützen, indem Sie sich schon vorsorglich ein homöopathisches Präparat aus Coffea (Kaffee), Passiflora (Passionsblume) und Avena Sativa (Hafer) auf den Nachttisch stellen. Lutschen Sie 10–15 Kügelchen davon und Sie werden innerhalb von 20 Minuten selig schlummern können.

Gönnen Sie sich und Ihrem Partner regelmäßige Auszeiten. Nehmen Sie sich mindestens 30 Minuten am Tag Zeit für eine Pause ohne Kind. Machen Sie in dieser Zeit nur, was Ihnen guttut: Spaziergang, Augen zu, Gymnastik, Massagen. Ihren Bedürfnissen werden keine Grenzen gesetzt. Halten Sie sich von zusätzlichen Reizüberflutungen fern. Auch wenn das jetzt hier etwas altbacken klingen mag: Dazu gehören Handys! Auch das hat mal eine Pause verdient!

Organisieren Sie sich eine Unterstützung von außen. Ist vielleicht eine Oma oder Freundin vor Ort, die Ihr Baby im Kinderwagen um den Block schieben kann, während Sie schlafen, duschen oder einfach nur etwas essen? Wenn nicht, informieren Sie sich, ob es ehrenamtliche Omas in Ihrer Stadt gibt. Gegen einen kleinen Obulus bekommen Sie hier eine tolle Unterstützung und Sie machen noch einen Menschen glücklich, der gerne helfen möchte.

Lassen Sie sich nicht blenden von anderen Müttern. Ich höre das immer in meinen Kursen, wenn Mütter sich gegenseitig erzählen, wie toll doch alles ist. Das Kind schläft von Anfang an durch, keine Stillprobleme und fünf Tage nach der Geburt schon wieder das Ausgangsgewicht! Es wäre viel besser, ehrlich zu sein und andere Mütter zu bestätigen, dass das Leben bei einem selbst auch gerade extrem anstrengend ist, und nicht die Mütter zu verletzen, die noch 15 kg zu viel mit sich rumschleppen. Erzählen Sie ruhig anderen Mamas, dass man nur ungefähr ein Fünftel seiner To-do-Liste schafft und dass man auch wirklich gerne mal wieder für ein paar Tage ins Büro gehen würde.

Aus Erfahrung kann ich Ihnen sagen: Es ist toll, wenn man Kinder hat. Wir lieben sie über alles, auch wenn sie anstrengend sind, aber wir würden sie um nichts in der Welt hergeben wollen. Sie werden ungefähr 18 Jahre damit verbringen, sich von einer Phase in die nächste Phase zu hangeln, mal mit mehr, mal mit weniger Sorgen im Gepäck. Auch eine anstrengende Zeit mit einem Baby ist mal zu Ende. Oft ist schon nach Ende des dritten Lebensmonats „Land in Sicht" und viele Probleme, zum Beispiel Blähungen, lösen sich im wahrsten Sinne in Luft auf.

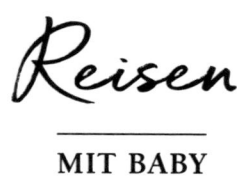

Reisen

MIT BABY

Grundsätzlich finde ich es wunderbar zu reisen. Ist der erste Stress des Kofferpackens erst mal überstanden und die To-do-Liste, von Reiseapotheke bis Pass erneuern, abgehakt, kann die Erholung losgehen. Gehen Sie aber noch mal in sich, wenn es um das Reisen mit Baby geht. Man muss nicht auf jeder Hochzeit tanzen und jeden runden Geburtstag mitnehmen. Es werden sicherlich alle Verständnis haben, wenn Sie in den ersten drei Monaten mit Kind und Kegel „auf der Scholle" bleiben. Denn nicht nur für Sie, sondern insbesondere für Ihr Baby ist das schon sehr anstrengend. Im Sommer wird man mit Kind natürlich sehr viel weniger Gepäck haben, damit bieten sich diese Monate dafür, meiner Meinung nach, eher an. Sinnvoll ist auch, die Elternzeit dafür einzuplanen, um mal für einen ganzen Monat verschwinden zu können, wenn das möglich ist.

Sollten Sie nun auf gepackten Koffern sitzen, sollten Sie sich eine kleine Reiseapotheke für Ihr Baby zusammenstellen. Wichtig sind in der Regel **Kochsalzlösung**, abschwellendes **Nasenspray**, **Engelwurzbalsam** für ein verschnupftes Näschen, **Fieberzäpfchen**, **Elektrolytlösung** gegen Durchfall, **Augentropfen** mit den Wirkstoffen der Ringelblumen bei einer Bindehautentzündung, eine **Creme** gegen Hautentzündungen, vielleicht auch schon ein **Mittel gegen Zahnungsbeschwerden**. **Moskitonetze** für den Kinderwagen und auch **Sonnensegel** müssen unbedingt auf Ihre Einkaufsliste. Auf Sonnenschutzmittel verzichtet man im ersten Lebensjahr. Es ist besser, wenn Sie lange, weite und helle Baumwollkleidung besorgen. Dazu noch ein **Mützchen** mit Nackenschutz und Sonnenblende und einen Schirm, um ein wenig Schatten zu zaubern. In diesem werden Sie sich nämlich überwiegend aufhalten.

Sprechen Sie auch mit Ihrem Kinderarzt darüber, eventuell kann er Ihnen nämlich auch einen kleinen Beitrag für Ihre Reiseapotheke verordnen. Besprechen Sie in diesem Zusammenhang auch das Thema Impfen, falls noch nicht geschehen, und die Reise weiter weg gehen sollte.

Reisen mit Baby

Ziehen Sie Reisen in Länder mit einer guten medizinischen Versorgung vor. Erkundigen Sie sich auch über Säuglingsnahrung im Reiseland, falls Sie nicht stillen und nicht alles mitnehmen können. In den Niederlanden gibt es z. B. keine Pre-Nahrung. Wenn Sie so etwas wissen, bekommen Sie im Supermarkt keine Panik.

Entscheiden Sie selbst, wann Sie Pausen einlegen. Schlummert Ihr Baby friedlich in der Autoschale, müssen Sie es nicht zwingend nach anderthalb Stunden Fahrt aus dem Sitz „rupfen". Mittlerweile gibt es übrigens auch Autoschalen, in denen die Kinder liegend und nicht halb sitzend transportiert werden, was sicherlich bei langen Strecken sinnvoll ist, um die Wirbelsäule zu schonen, die noch sehr weich und empfindlich ist. Sehr viel angenehmer ist der Aufenthalt für ein Baby im Autositz, wenn man im Sommer ein Frottee-Handtuch in die Schale legt. Leider werden viele Sitze mit einem schwarzen Polsterbezug gekauft, der sich extrem schnell aufheizt. Der Frottee-Stoff wirkt angenehm kühlend und Ihr Baby wird nicht mit klitschnassem Rücken aufwachen.

Tipp

Ich empfehle immer gerne die Ostsee. Der Erholungseffekt ist super, alles ist da und mit etwas Glück wird es ein toller Sommer mit angenehmen Temperaturen. Fernreisen kann man auch auf später verschieben, wenn die kleinen „Krabben" laufen und ihr Köfferchen alleine hinter sich herziehen können.

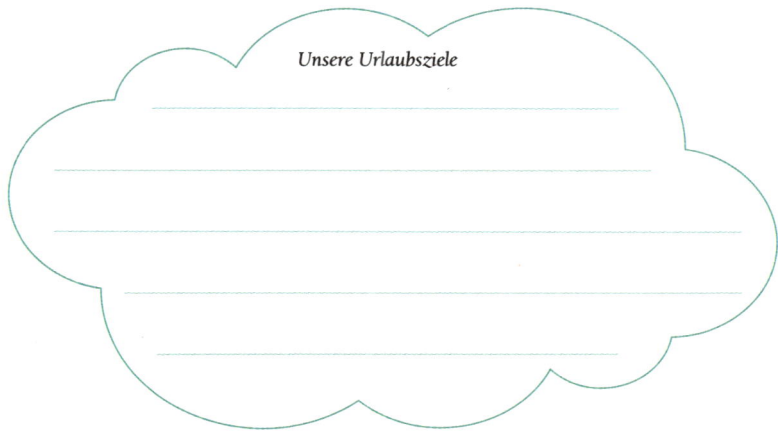

Unsere Urlaubsziele

Rückbildung

UND RÜCKBILDUNGSGYMNASTIK

Nach der Geburt zieht sich Ihre Gebärmutter wieder auf Birnengröße zurück hinter Ihr Schambein. Damit dieser Prozess funktioniert, bedarf es der Nachwehen. Je mehr Kinder man geboren hat, umso stärker werden die Nachwehen, da die Gebärmutter mehr Kraft braucht, um wieder klein zu werden. Sie ist ja durch die Schwangerschaften schon ordentlich gedehnt worden.

Gegen die Schmerzen dürfen Sie ruhig eine Tablette nehmen, Sie müssen nicht leiden. Alternativ können Sie eine Magnesiumtablette auflösen und trinken, oder Sie kochen sich einen Tee aus Gänsefingerkraut, Kamille und Schafgarbe. Es kann auch angenehm für Sie sein, sich gelegentlich für eine halbe Stunde auf den Bauch zu legen. Polstern Sie sich dabei etwas die Brust ab, dann ist das Liegen auf ihr etwas angenehmer. Denken Sie noch an die Bauchmassage, die ich erwähnt hatte (siehe Seite 122)? Erinnern Sie gelegentlich Ihren Partner daran, es tut Ihnen wirklich gut. Gehen Sie auch regelmäßig auf die Toilette und entleeren Sie Ihre Blase. Nach der Geburt hat man noch nicht wirklich ein gutes Gefühl für eine volle Blase. Ist sie bis „Kante Anschlag" gefüllt, drückt sie die Gebärmutter hoch und hindert sie daran, kleiner zu werden.

Kümmern Sie sich auch rechtzeitig um einen Rückbildungskurs. In der Regel können Sie 8–10 Wochen nach der Geburt damit beginnen. Ich empfehle Ihnen die Teilnahme an einem Kurs ohne Ihr Baby. Diese 90 Minuten in der Woche gehören mal nur Ihnen! Nehmen Sie die Kurse ernst. Die Übungen, die Sie gezeigt bekommen, sind kleine tägliche Hausaufgaben, die Ihre Fitness und Ihr Wohlbefinden steigern werden. Suchen Sie sich gleich nach dem Kurs eine Sportart aus, die Sie gerne weitermachen möchten. Sehr gut geeignet dafür sind **Pilates**, **Kanga-Training**, **Wassergymnastik** oder **Walken**. Verzichten Sie zunächst auf Sportarten, die eine große Wucht nach unten mit sich bringen. Damit meine ich: Tennis, Jogging, Trampolin springen. Diese Sportarten strapazieren leider extrem Ihren Beckenboden.

HINWEIS

Wussten Sie, dass Ihr Beckenboden eine Haltefunktion für Ihre inneren Organe hat? Er ist dafür verantwortlich, dass Darm, Blase und Gebärmutter schön an ihrem Platz bleiben. Sie können sich Ihren Beckenboden wie eine flexible Matte vorstellen. Es liegen drei unterschiedlich verlaufende Muskelschichten übereinander, die ungefähr eine Höhe von 4 cm haben.

Fragen Sie doch mal Ihre Hebamme, ob Sie Ihnen die Größe Ihrer Rektusdiastase zeigen kann. Es handelt sich hierbei um eine Lücke der geraden Bauchmuskeln, die Sie oberhalb des Bauchnabels tasten können, wenn Sie sich mit dem Oberkörper leicht nach oben bewegen. Die Lücke entsteht durch das Wachstum Ihres schwangeren Bauches, wobei die geraden Bauchmuskeln auseinandergezogen werden. Die Lücke lässt sich mit viel Gymnastik der schrägen Bauchmuskeln wieder schließen. Sit-ups sollten deswegen in der Rückbildungsgymnastik zunächst nicht vorkommen.

Bitte ärgern Sie sich nicht über Ihre Fettpölsterchen und den vielleicht noch etwas „wabbeligen" Bauch. Ihr Körper braucht Zeit, um diese Reserven wieder abzubauen. In der Regel erledigt das eine lange Stillzeit von alleine. Sollten Sie nicht stillen, sporteln Sie einfach etwas mehr und achten auf eine gute und nicht so kohlenhydratreiche Ernährung.

Oft zeige ich im Frühwochenbett schon kleine Rückbildungsübungen, die Sie regelmäßig jeden Tag für ein paar Minuten zu Hause turnen können. Also, ab auf die Matte und los. Machen Sie die kleinen Übungen auf den nächsten Seiten nach einer spontanen Entbindung täglich für fünf Minuten, ruhig auch schon in den ersten Tagen im Wochenbett. Erschrecken Sie nicht! Sie werden vielleicht extremen Muskelkater bekommen und die Blutungen können dadurch noch etwas verstärkt werden. Das ist nicht schlimm und gibt sich wieder.

ÜBUNGEN FÜR ZU HAUSE

1. Legen Sie sich auf den Boden. Die Arme seitlich oder nach oben ausstrecken. Beim Ausatmen spannen Sie Ihren Beckenboden an und ziehen Ihr Schambein Richtung Nasenspitze. Atmen Sie weiter, Spannung halten und den Bauchnabel in Richtung Zwerchfell ziehen. Heben Sie den Po in die Luft. Stellen Sie sich vor, eine Schnur zieht Sie Wirbel für Wirbel hoch. Atmen Sie weiter und halten Sie die Spannung. Langsam, wieder Wirbel für Wirbel, auf die Matte abrollen. Erst am Boden den Beckenboden locker lassen. 5–6 Mal wiederholen.

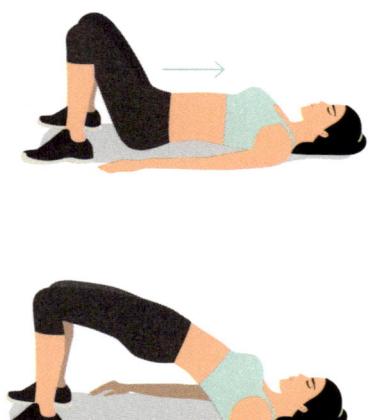

2. Bleiben Sie liegen und legen Sie sich einen weichen Gymnastikball oder ein Kissen zwischen die Knie. Auf eine Ausatmung aktivieren Sie Ihren Beckenboden und drücken parallel dazu den Ball mit Ihren Knien zusammen. Für einen kurzen Moment die Spannung halten und wieder lösen. Das Becken bleibt am Boden. Übung mehrfach wiederholen. Sie können Sie auch im Sitzen durchführen.

3. Nun kommen die schrägen Bauchmuskeln ins Spiel. Lassen Sie sich Zeit und machen Sie keine „Hauruck-Aktion" daraus. Aktivieren Sie auch bei dieser Übung den Beckenboden. Kommen Sie mit der rechten Hand zum linken Knie, halten Sie für einen Moment die Spannung, legen ab und wiederholen dies auf der anderen Seite. Anfangs genügen fünf Wiederholungen, steigern Sie sich langsam.

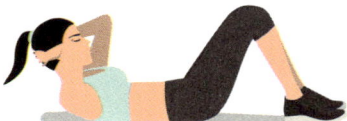 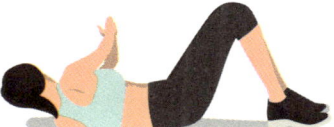

4. Zähne putzt man in der Regel täglich. Nutzen Sie die Gelegenheit und trainieren Sie parallel dazu Ihren Beckenboden. Sie aktivieren ihn, ziehen Ihren Bauchnabel nach innen oben, stellen sich auf die Zehenspitzen und putzen dabei Ihre Zähne. Nach ein paar Sekunden lösen Sie die Spannung auf und beginnen von vorne.

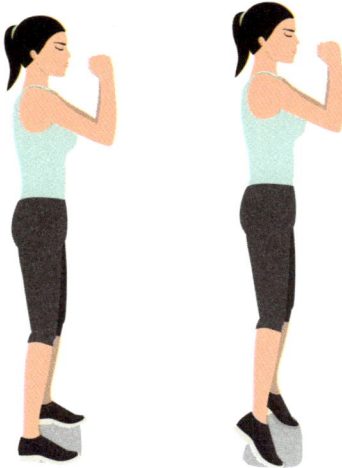

HILFE IM NETZ

embryotox.de, auch als App
Unabhängige Informationen zu Arzneimittelverträglichkeiten in der Schwangerschaft und Stillzeit durch die Berliner Charité

vamv.de
Verband alleinerziehender Mütter und Väter

lalecheliga.de
Organisation, die das Stillen fördert und Schwangere sowie Stillende dazu berät

www.profamilia.de
Beratung in Konfliktsituationen, Hilfestellungen bei Antragsfragen und Stiftungsgeldern

muettergenesungswerk.de
Die Elly-Heuss-Knapp-Stiftung vermittelt unter anderem Mutter-Kind-Kuren.

kidsgo.de
Kostenloses Stadtmagazin in ausgewählten Regionen mit Angeboten für Mutter und Kind

Hebammenlisten
Als Hefte ausliegend bei Gynäkologen oder Kliniken sowie über Ihre Krankenkasse oder das Internet erhältlich, z. B. unter hebammenverband.de

sozialversicherung-kompetent.de
Voraussetzungen für die Inanspruchnahme einer Haushaltshilfe werden hier erklärt. Fragen Sie bei Ihrer Krankenkasse nach Organisationen, die mit Ihrer Kasse zusammenarbeiten.

gerechte-geburt.de
Anlaufstelle für traumatisierte Frauen nach einer Geburt